AF620050

RÉGIME DE PYTHAGORE,

Traduit de l'Italien du Docteur COCCHI.

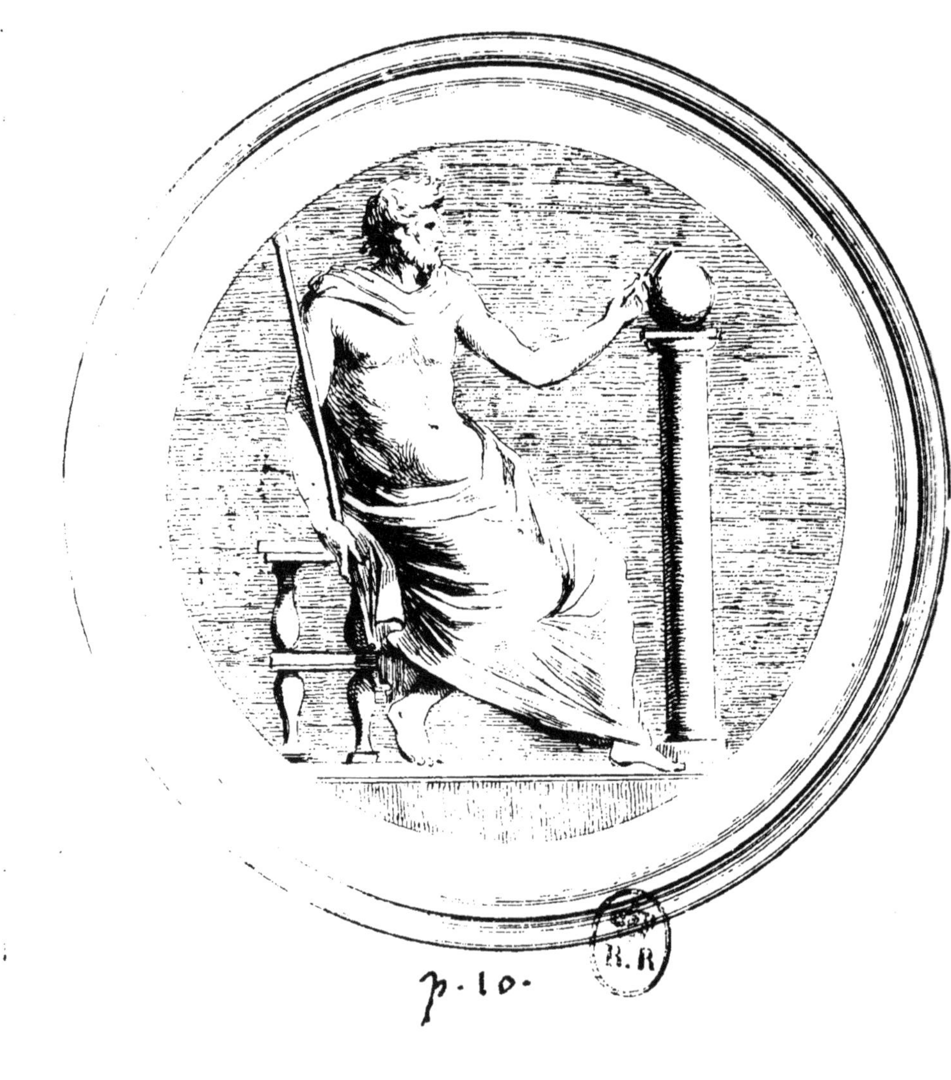

RÉGIME
DE
PYTHAGORE,

Traduit de l'Italien du Docteur COCCHI.

A LA HAYE;

Et se trouve

A PARIS,

Chez { GOGUÉ, Libraire, quai des Augustins, au coin de la rue Pavée, à S. Hilaire ;
ET
DESSAIN *Junior*, Libraire, quai des Augustins, à la Bonne-Foi.

M. DCC. LXII.

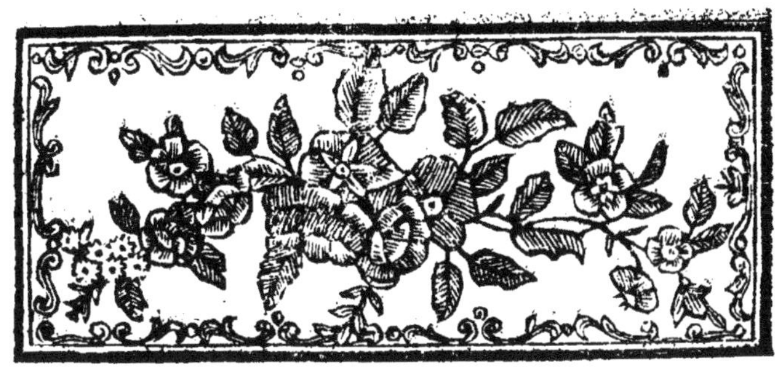

RÉGIME DE PYTHAGORE,

TRADUIT DE L'ITALIEN DU DOCTEUR COCCHI.

PYTHAGORE a été, sans contredit, un des plus grands Génies que la Nature ait jamais produit. Il vivoit cinq ou six cents ans avant la venue de J. C. [1]. C'est précisément de son temps que l'on commence à découvrir de l'ordre & de la vérité dans l'Histoire [2], qui n'avoit été jusques-là, à proprement parler, qu'un amas de Traditions fausses, obscures & poëtiques.

Cependant les Ouvrages, qui ont paru de ſon temps, ſe ſont preſque tous perdus [3]. Nous ne le connoiſſons qu'indirectement par le témoignage des Auteurs qui ſont venus bien après lui ; témoignage que nous rendent ſuſpect l'injuſtice & la malignité que l'on remarque dans les uns, principalement envers les Perſonnages de l'Antiquité qui ont acquis le plus de célébrité, & l'ignorance groſſiere avec laquelle on voit les autres donner dans toutes ſortes d'inepties & d'abſurdités. Ajoutons à cela que la plupart de ceux qui ont voulu interprêter la Doctrine de Pythagore ont entierement défiguré ſes préceptes pour n'avoir pas ſçu en démêler le véritable ſens à travers les expreſſions obſcures & allégoriques, dont elle eſt revêtue.

De-là viennent tous ces contes puériles, qui ont été anciennement débités au ſujet de ce Philoſophe ; de-là encore les différens perſonnages que nous lui voyons faire dans tous les Ecrits qui le concernent, où tantôt il eſt ſuperstitieusement représenté comme un Homme d'une bonté & d'une piété singulieres, à qui les prodiges ne coûtoient rien (*a*) [4]; tantôt comme un imposteur, ou un Magicien ridicule (*b*), ou tout au moins comme un Philosophe fantasque & ténébreux.

Cependant si on veut recueillir avec quelque soin tous les faits, toutes les circonstances qui regardent ce grand Homme, en excluant toutefois tout ce qui répugne intrinsequement à la nature des choses, on n'aura pas de peine à se persuader qu'il approchoit beaucoup de la perfection de ce caractere si difficile à rencontrer, qui résulte de l'union des qualités du cœur les plus essentielles, & des facultés de l'esprit les plus sûres & les plus étendues.

Il possédoit dans un degré éminent les trois parties qui caractérisent tout

---

(*a*) Jamblique, Vie de Pythagore. ϗ ταῦτα μὲν ἐστὶ τεκμήρια τῆς εὐσεβείας αὐτοῦ.

(*b*) Diogene Laerce, & les Auteurs cités dans Notes de Ménage.

le sçavoir de l'homme[5] : l'érudition, ou l'art de penser & de parler ; la Physique, ou la connoissance de la nature des choses ; l'art civil & politique, ou la science des Loix, & des devoirs de la Société (*a*). La connoissance profonde qu'il eut de la Morale & de la Critique font juger de sa pénétration & de l'excellence de son jugement : mais ses progrès dans la science de la Nature, où aucun Ancien, avant lui, n'avoit poussé aussi loin ses découvertes, dénotent dans ce Philosophe un génie d'autant plus sublime, que cette branche des connoissances humaines l'emporte sur les deux autres par son étendue & ses difficultés.

Quoiqu'il ne nous reste aucun Ouvrage entier & authentique de Pythagore, on trouve cependant tant de vestiges de sa Philosophie dans les Ecrits de ses Disciples, & son autorité concernant certaines opinions particulieres est si constamment reçue, qu'on

(*a*) Diogene Laerce, Liv. VIII. Sect. 6.

peut bien même à présent juger hardiment de son mérite. Il fut profond Mathématicien, & il poussa la Géométrie [6] beaucoup au-delà des élémens qu'en avoient donnés les Egyptiens. Il se servit de l'Arithmétique, comme d'un calcul universel & analytique [7]. Il fut grand Physicien [8] & Astronome. Il posséda de plus l'Histoire Naturelle [9] & la Médecine, qui n'est autre chose que le résultat de diverses notions scientifiques jointes à une certaine sagacité.

Il est vrai que ce Philosophe, ainsi que ses Disciples, pour dérober sa Doctrine à l'intelligence du Peuple, l'enveloppa d'expressions étranges & singulieres, qui devinrent très-obscures peu de temps après que l'explication verbale en eût été interrompue [10]. Mais si les circonstances où il s'est trouvé nous étoient connues, son systême que nous regardons comme obscur & dangereux par sa nature, ne nous paroîtroit plus tant s'éloigner de ce caractere de sagesse que l'on remarque dans le reſte de ſa conduite. Peut-être le plaiſir de faire du bien aux autres ; peut-être auſſi le déſir de la louange, dont les plus grands Hommes ſont les plus avides, l'engagerent à ne point ſupprimer certaines vérités que la prudence exigeoit en même temps qu'il cachât à la multitude. Car anciennement on croyoit ne pouvoir gouverner le Peuple qu'à la faveur de quelque fauſſeté adroitement inſinuée dans le Public, & qu'on avoit ſoin de ſoutenir & de répandre de plus en plus par tous les moyens & tous les reſſorts poſſibles.

Et comme toutes les vérités, par le rapport qu'elles ont néceſſairement entr'elles, contribuent également à détruire l'erreur & à découvrir l'impoſture, les Sectes philoſophiques ne pouvoient manquer de devenir ſuſpectes à la tyrannie. De-là vient que les Pythagoriciens, & généralement toutes les Ecoles de Philoſophie, ſe virent obligées dans la ſuite de ſe ſervir, pour leur propre ſûreté, de la fameuſe méthode de deux manieres d'enſeigner, l'une cachée & l'autre publique ; l'une privée, claire & directe ; l'autre obſcure, oblique & ſymbolique.

Cette conſidération paroît avoir échappé à certains Auteurs qui ont traité les préceptes de Pythagore de viſions. A l'égard de ceux qui lui ont attribué des enchantemens & des miracles, ce ſeroit une grande ſimplicité dans un ſiécle auſſi éclairé que le nôtre d'entreprendre de leur répondre ſérieuſement. Il ſuffira de dire, autant qu'on a pu le démêler à travers l'obſcurité qu'il a plu à ce Philoſophe de répandre ſur ſa Doctrine, qu'il s'eſt repréſenté le Soleil comme un globe de feu, comme le centre lumineux de l'Univers, & la terre comme une Planete (*a*) ; qu'il penſoit que la matiere eſt indiviſible. Il ſuppoſa que les Cometes ſont des Planetes [11], dont les retours périodiques ſe font dans un eſ-

(*a*) Ariſtote, Liv. II. Chap. du Ciel. Plutarque, *in num.*

pace de temps fort considérable (*a*). Il reconnut qu'il y a dans le mouvement de tous les Corps céleſtes une harmonie déterminée (*b*) [12], c'eſt-à-dire, un rapport de leurs maſſes à leurs diſtances (*c*). Il découvrit le premier les apparences de Venus (*d*) [13]. Il comprit que la terre eſt de figure à-peu-près ſphérique [14], poſée obliquement & habitée par-tout avec une égale diſtribution d'ombre & de lumiere dans la ſomme totale (*e*). Il a été le premier & le ſeul dans l'Antiquité qui ait ſoutenu que la génération des animaux ſe fait par le concours d'animaux de même eſpece, ſans qu'il ſoit poſſible de ſuppoſer la même faculté dans quelqu'autre matiere que ce ſoit (*f*). Ces traits-là, & pluſieurs au-

(*a*) Plutarque, Liv. II. des Opinions des Philoſophes, & Chalcidie, *in Tim. pag.* 394.
(*b*) Plutarque, *ibid.* III. 2.
(*c*) Pline, Liv. II. 21. & 22. Cenſor. 13.
(*d*) Pline, *ibid.* & Laerce VII. 14.
(*e*) Plutarque II. 12. & Laerce.
(*f*) Laerce, Sect. 28.

tres également ſublimes, que l'on trouve encore dans la Phyſique de Pythagore (*a*), ſont un préjugé avantageux, ce ſemble, pour les points de ſa Doctrine, qui ſont reſtés dans l'obſcurité. Il faut donc ne point s'ingérer de les expliquer, ou leur donner du moins une interprétation conforme aux principes féconds & lumineux que l'on vient d'expoſer, à moins qu'on n'aime mieux ſuppoſer qu'ils ne ſont pas de lui.

Il n'eſt pas permis de douter que Pythagore n'ait été particulierement verſé dans les Mathématiques, dans la Phyſique, & dans l'Hiſtoire Naturelle. C'eſt-là l'idée que nous ont laiſſée de ce Philoſophe ſes Concitoyens de Samos dans quelques-unes de leurs mon-

---

(*a*) On peut conſulter les Auteurs qui viennent d'être cités, & quelques autres anciens Ecrivains, où les différentes opinions de Pythagore concernant la Phyſique ſe trouvent répandues.

Pythagoras aſſiſtere veritati miris licet & contra opinionem hominum operantibus aſſeverationibus non veretur. Comment. de Chalcidie ſur le Timée de Platon, *p.* 395. Ce jugement me paroît fort ſenſé.

noies qui ſubſiſtent encore (*a*) [15]. On l'y voit repréſenté ſous la figure d'un vieillard vénérable aſſis dans l'attitude d'un Héros, tenant un ſceptre de la main gauche, & dans l'autre une baguette avec laquelle il ſemble montrer ſur un globe, ſoutenu d'une petite colonne, la forme de la terre, l'obliquité de l'écliptique, ou la ſphere & le ſyſtême du monde, & la Théorie des Aſtres qu'il a imaginé avec tant de pénétration.

Tel devoit être en effet le Fonda-

(*a*) On voit encore pluſieurs de ces monnoies de Samos. Il y en a une de cuivre dans le Tréſor des Médailles de Médicis, où eſt d'un côté Pythagore, & de l'autre la tête d'Etruſcille. Elle eſt gravée au frontiſpice de ce Livre en beaucoup plus grande proportion. Vaillant en a recueilli ſix. L'Antiquaire Cameli en conſerve une avec la même figure d'un côté, & la tête de Galien ſur le revers. Spanheim en cite une autre, ſi ce n'eſt pas toutefois la même, d'après Godefroy de U. & P. N. *edit.* 2. *pag.* 401. Le même Godefroy la décrit ainſi dans un Recueil manuſcrit de ſes Médailles, 1652. *figuræ Pythagoræ ſedentis cum globo* ΝΙΚΑΙΕΩΝ 2. *mod.* Ceux qui verront cette Médaille, & qui en vérifieront la figure & les lettres pourront éclaircir les relations qu'il y a eu entre Pythagore & les habitans de Nicée.

teur de l'Ecole célebre d'Italie [16]; d'où ſortirent ces rares génies, qui par l'application des Mathématiques à la Phyſique, porterent la méchanique à ſon dernier période. Le diſcours d'Archimedes ſur les corps flottans, & généralement tous les Ouvrages de ce grand Homme; ceux d'Ariſtarque, les Fragmens, ou Penſées d'Empédocles [17], d'Archytas [18], de Philolaus [19], les ſeuls morceaux qui nous ſoient reſtés de tant d'autres Ouvrages précieux des Diſciples de Pythagore, font voir à quel degré de perfection les Sciences avoient été portées dans cette admirable Ecole.

Un génie profond & ſublime, les lumieres les plus ſûres, les plus étendues, ne furent pas le ſeul apanage de Pythagore (*a*). Il réuniſſoit en même temps les vertus & les qualités les plus

(*a*) Héraclite, qui vivoit à-peu-près du temps de Pythagore, a écrit de ce Philoſophe Πυταγόρης Μνησάρχου ἱστορίην ἤσκησεν ἀνθρώπων μάλιστα πάντων, c'eſt-à-dire, que perſonne n'avoit réuni autant de différens genres de ſçavoir que Pythagore.

essentielles dont l'humanité puisse s'honorer. Il étoit sain, bien fait [20], & propre de sa personne, suffisamment riche, de condition médiocre, & né de parens honnêtes (*a*). Il avoit acquis dans les divers voyages qu'il avoit faits loin de sa Patrie, & chez les Nations les plus policées [21], une parfaite connoissance des vertus & des vices des hommes. Il étoit pere de famille, fort chéri des siens : ayant une femme & des enfans, & par-là plus continent, comme il le disoit lui-même [22]. On le vit toujours empressé à entretenir l'union & la bienveillance parmi ses Concitoyens [23]. Doux & complaisant dans la conversation, point railleur, point médisant, se piquant de la justice la plus exacte dans toutes les actions de sa vie [24], ainsi qu'on peut en juger par cette célebre Sentence que nous avons de

(*a*) Le reste de ce caractere a été recueilli & presque traduit de différens endroits de Laerce, de Porphyre, & d'autres anciens Ecrivains.

lui, que l'homme doit toujours se ranger du parti des Loix, & veiller sans cesse à leur conservation. Il étoit libéral, au point qu'il pensoit ne posséder rien qui n'appartînt à ses amis, autant qu'à lui-même [25]. La connoissance qu'il avoit des Loix & de la Médecine le mettoit souvent dans le cas de les assister de ses conseils dans leurs différends, & de ses soins lorsqu'ils étoient malades. Et quoiqu'il n'eut pas de plus grand plaisir que de raisonner avec eux de matieres philosophiques, il ne sçavoit pas moins laisser *les sublimes pensées de l'Ether*, selon son expression (*a*), pour se rendre utile à sa Patrie, soit par sa sagesse dans les délibérations publiques, soit par sa valeur dans les guerres qu'elle avoit à soutenir. Il joignoit à toutes ces qualités le don de se rendre agréable aux Grands [26], & de plaire au beau sexe (*b*) [27]. Mais ce qui prouve en-

---

(*a*) Voyez sa Lettre dans Laerce, Sect. 30.

(*b*) On peut voir dans le même Auteur le compliment gracieux de Pythagore au beau sexe, rapcore mieux l'excellence de ſa Morale ; c'eſt ce noble & unique précepte qui lui étoit familier, que le comble des vertus humaines ſe réduit à dire toujours la vérité, & à faire du bien aux autres (*a*).

Il ſe bannit volontairement de ſa patrie, dont la conſtitution lui déplaiſoit, & où, à l'exemple de la plûpart des petites Villes de la Grece de ces temps-là, la Nobleſſe ſeule tenoit lieu du mérite le plus éminent. C'eſt ce qui faiſoit dire à ce Philoſophe, ſelon qu'il paroît par un fragment qui nous eſt reſté d'une de ſes Lettres, que le ſort l'ayant fait naître d'un ſimple Jouaillier, ou Graveur de pierre, avoit beaucoup affoibli en lui ce ſentiment de reconnoiſſance que tout Citoyen eſt cenſé devoir au lieu de ſa naiſſance.

Il choiſit pour ſa demeure l'Italie,

---

porté par Timée l'Hiſtorien [Laerce VIII. 11.] τας συνοικουσας ςανδασι θεῶν εχειν ὀνοματα κόρως νύμφας εἶτα μητερας καλουμένας. Voyez Sect. 9. & 21. &c.

(*a*) Ælien, Var. Hiſt. XII. 56. Ἀληθευειν ϗ ενεργετε Long. de Subl. Sect. 1. ενεργουσία ϗ ωλύθεια.

contrée alors la plus floriſſante & la plus heureuſe du monde, avant que l'ambition inquiete & inſatiable des Romains en eût renverſé la conſtitution, en y introduiſant, avec l'eſclavage, la pauvreté & l'ignorance, ſes deux compagnes inſéparables [28].

Nous avons, en effet, un exemple bien remarquable de ce changement dans les monnoies qui furent frappées pendant ces heureux temps dans cette partie de l'Italie, appellée anciennement la grande Grece, & dans la Sicile. Il en reſte encore une grande quantité d'un travail & d'un goût au-deſſus de tout ce qu'on peut imaginer; preuve évidente de la perfection où les Arts y étoient portés, & par conſéquent de l'opulence qui y régnoit. Elles ont tout-à-fait ceſſé ſous la domination des Romains.

C'eſt donc dans le ſein de l'Italie que Pythagore, univerſellement aimé & reſpecté, jouit de toute ſa gloire; & ſoit, comme l'ont prétendu quelques Hiſtoriens, qu'il ait été réduit par de malheureuses circonstances à se laisser mourir de faim dans une extrême vieillesse [29]; ou que, selon d'autres, il ait fini ses jours dans une émeute populaire, sa mémoire y fut toujours en grande vénération, ainsi que nous l'apprenons de Ciceron, de Tite-Live, de Pline & de Plutarque.

Ces deux derniers, entr'autres, font mention d'un Décret du Sénat de Rome, publié deux cents ans après la mort de Pythagore, par lequel ce Philosophe fût déclaré le plus sage de tous les Grecs [30]; ce fut même en vertu de ce titre qu'on lui érigea une Statue dans la place publique, pour se conformer à je ne sçais quel oracle d'Apollon.

C'est une chose digne d'observation, dit Pline, que Pythagore ait été préféré à Socrate [31] : mais si on considere, avec Ciceron, que Pythagore, très-versé dans la Physique, avoit enseigné des vérités que Socrate, qui lui étoit de beaucoup inférieur dans cette Science, n'admettoit point. Ce Jugement

ment des Romains paroîtra d'autant plus équitable, qu'une Science qui apprend à connoître & à expliquer la nature des choſes, exige plus de travail & a bien plus de ſolidité que toute autre Science.

Les préceptes de Pythagore, tant de Morale que de Phyſique, étoient tellement mêlés dans les Conſtitutions fondamentales de l'ancien Gouvernement de Rome, qu'on y croyoit communément, ſur la foi d'un bruit aſſez ancien, que le Roi Numa à qui ces Conſtitutions furent attribuées avoit été Diſciple de ce Philoſophe. Il eſt vrai que Ciceron & Tite-Live ont regardé cette opinion comme abſolument contraire à l'ordre de la Chronologie [32], quoiqu'elle fût appuyée de l'autorité de quelques anciens Ecrivains. Cependant ſi on fait attention qu'après que les monumens originaux de Rome ſe furent perdus [33], l'Hiſtoire & la Chronologie Romaine furent écrites à la main, & augmentées de pluſieurs particularités de pure invention, le ſentiment de ces deux Auteurs ne paroîtra pas mieux fondé. Quoi qu'il en ſoit, il vaut encore mieux laiſſer cette queſtion indéciſe, comme a fait ſagement Plutarque, que d'entreprendre de débrouiller les raiſons, les faits, & les témoignages qui portent à croire que Numa vivoit dans un temps auſſi reculé, ou que les Loix qui parurent ſous ſon nom ont été dreſſées par des perſonnes ſages & habiles dans des ſiécles plus voiſins de nous, lorſque Rome commença à ſe policer par le commerce des Villes de la Grece.

Nous admirerons en paſſant le bon goût de Platon, qui, quoiqu'il fût le Partiſan le plus zélé de Socrate, ne laiſſa pas de venir prendre en Italie, dans les aſſemblées des Pythagoriciens, ces principes de Mathématique qui lui firent tant d'honneur dans la ſuite.

Il faut cependant bien ſe garder de confondre, avec Pythagore, tous les Pythagoriciens, dont il y a eu pluſieurs classes [34]. Les premiers, qui furent sans contredit les plus Sçavans, & qui mériterent, à plus juste titre, le nom de Sages, ont duré près de deux cents ans après la mort de leur Chef, pendant neuf à dix générations, ainsi que l'observe Diogene Laerce (*a*), d'après quelques Manuscrits, & non pendant dix-neuf, comme on le voit dans les Textes imprimés. Les derniers descendans de cette premiere classe vécurent jusqu'au temps d'Aristote. Plusieurs motifs contribuerent à leur décadence : les changemens qui arriverent dans les différens Gouvernemens de l'Italie ; la jalousie des Ecoles de Socrate, qui se répandirent depuis dans toute la Grece ; l'obscurité du Dialecte Dorique, peu usité parmi les Grecs, d'où vint la difficulté de discerner les Ecrits faux d'avec les véritables ; à quoi il faut ajouter la liberté que les Etrangers eurent d'enseigner publiquement leur Doctrine, & prin-

(*a*) Sect. 45. *ibid.* Note de Ménage.

cipalement l'usage des Enigmes & du secret qui, quoiqu'innocent par lui-même, est toujours odieux & suspect à ceux qui en sont exclus. De-là, dit Polybe, les calomnies & les persécutions qui leur furent suscitées (*a*); persécutions qui en privant les Villes de la Grece d'une infinité d'excellens Citoyens, seuls capables de les éclairer & de les conduire, les laisserent exposées à la fureur des dissensions civiles, & à la violence des barbares établis dans leur voisinage.

On vit paroître ensuite en différens temps, & en différens pays, la seconde & la troisieme classe des Pythagoriciens, toujours moins Sçavans & plus Visionnaires. Ces prétendus Disciples de Pythagore, réunis en familles artificielles dans les Villes ou dans les campagnes, livrés à l'ignorance, à l'erreur & à l'idolâtrie la plus grossiere, devinrent avec raison dans la suite la risée non-seulement des Poëtes de

(*a*) Liv. II. 39.

la Grece, mais des premiers Peres de l'Eglise même qui virent cette Philosophie absurde s'abolir & s'éteindre entierement.

Après avoir fait connoître la différence qu'il y a de Pythagore aux Pythagoriciens, je ne crains pas d'avancer qu'il n'est point d'Ecole de Philosophie, en Italie, qui ne doive se tenir honorée de reconnoître ce grand Homme pour premier Maître. Et s'il est vrai, comme l'assurent quelques Auteurs dignes de foi, qu'il y ait eu une relation d'origine & de famille, entre ce Philosophe & ces Colonies Toscanes qui possédoient autrefois quelques Isles dans la Grece, c'est un nouveau motif pour nous de respecter son nom & ses opinions. Il y a plus ; la reconnoissance nous y engage plus particulierement encore, puisque c'est de lui que nous vient la méthode d'établir la Géométrie pour base de toutes les Etudes [35].

D'ailleurs, nous ne sçaurions disconvenir que ce ne soit à Pythagore que nos trois célebres Concitoyens, Americ Vespuce [36], Galilée [37], & Redi [38], sont en quelque sorte redevables de la gloire qu'ils se sont acquise pour avoir soutenu & développé les trois systêmes de l'existence des Antipodes, du mouvement de la terre, & de l'impossibilité de la génération par la putréfaction, systêmes dont ce Philosophe doit être regardé comme le véritable Auteur.

De l'aveu de Celse même, aucun Philosophe n'a eu autant de connoissance de la Médecine que Pythagore. Les Médecins Italiens, qui vivoient de son temps, ainsi que ceux qui vinrent après dans les contrées où sa Doctrine étoit le plus répandue, furent toujours, si l'on en croit Hérodote (*a*), plus considérés & plus recherchés que les autres. En effet, les Pythagoriciens ont été les premiers qui se soient avisés de disséquer les animaux & de recueillir les expériences de Méde-

(*a*) Liv. III. *p.* 133. *ed.* H. S.

cine [39] ; c'eſt par-là principalement qu'Acron & Almeon [40] ſe ſont rendus célebres.

Pour juger combien Pythagore avoit ſçu approfondir la nature du corps humain, il ne faut que conſulter ſes préceptes, même de Médecine. Il n'appartient toutefois qu'aux vrais Médecins, c'eſt-à-dire, à ceux qui joignent à une longue expérience une étude exacte & réfléchie de la Médecine, de ſentir l'importance & la certitude de la Doctrine de Pythagore, ſur la viciſſitude alternative de l'augmentation & de la diminution des maladies dans les jours impairs, & du progrès par périodes ſeptenaires de tout ce qui arrive, & de tout ce que l'on peut obſerver ſur le corps, ſoit dans l'état de maladie, ſoit dans l'état de ſanté ; & bien loin de ſuppoſer dans cette connoiſſance aucun myſtere, à l'exemple de ces derniers Pythagoriciens dont nous venons de parler, nous avons tout lieu de croire que ce ſçavant Homme, inſtruit, comme nous, de la vérité du phénomene, fut également capable d'en démêler la véritable cause, qui est fondée sur l'elasticité & la contraction naturelle des fibres dont est composé le corps humain [41], & sur la capacité des vaisseaux, qui peuvent bien s'étendre jusqu'à un certain point, mais non pas au-delà des bornes que la Nature leur a prescrites.

Il pensoit que la santé est le fondement de la félicité humaine (*a*), & qu'elle dépend d'une harmonie ou rapport du mouvement & des forces; qu'elle consiste dans la permanence de la figure, comme la maladie dans le changement qui se fait dans la même figure; que les événemens auxquels le corps humain est sujet résultent de sa conformation originaire, rélativement à la combinaison des causes extérieures; que le cerveau & le cœur sont les deux principaux instrumens de la vie; que les liqueurs du corps humain se distinguent en trois sub-

---

(*a*) Schol. ancien d'Aristoph. N. V. 609.

ſtances, ſelon la différence de leur denſité : en ſang, en eau ou lymphe, ou ſéroſité, & en vapeur ; qu'il y a trois ſortes de vaiſſeaux, les nerfs, les arteres & les veines, & que la matiere prolifique, animée par ſon application au corps de l'embrion, y met en mouvement le ſang dont ſe forment enſuite les parties plus dures, charnues & oſſeuſes (*a*).

Toutes ces opinions ne different nullement de celles de nos Philoſophes modernes ; auſſi n'eſt-il point de Lecteur un peu éclairé qui ne doive éprouver un vrai plaiſir à voir comment les grands Hommes, quelle que ſoit la diſtance qui les ſépare, ſe rencontrer quelquefois dans leur façon de penſer.

Rien ne prouve mieux que les Médecins Pythagoriciens avoient ſaiſi le

---

(*a*) On peut conſulter les opinions de Médecine de Pythagore dans l'extrait que Laerce en a fait, d'après Alexandre, Ecrivain Grec, Contemporain de Sylla, ſurnommé Polihiſtor, pour ſa vaſte érudition. *Sect.* 28. *&c. Stof. Nov. Ver.* 609.

véritable ou plutôt l'unique but de la Médecine, que la préférence qu'ils donnoient à un régime de vie exact sur tous les remédes. Il suffit, pour sentir l'importance de cette maxime, d'avoir acquis par une longue expérience cette noble incrédulité sur la vertu des drogues, seule propre à faire connoître la différence des bons & des mauvais Médecins.

Les Pythagoriciens étoient sur ce point-là d'une exactitude scrupuleuse. Ils avoient principalement égard au choïx & à la préparation des alimens, ainsi qu'à la mesure du manger, du boire, de l'exercice & du repos. Ils n'admettoient gueres d'ailleurs que les médicamens extérieurs, faisant très-peu de cas de la Pharmacie; & ils avoient pour maxime dans leurs opérations de Chirurgie de n'employer le fer qu'avec beaucoup de ménagement & de rejetter entierement l'usage du feu.

Si des principes aussi exacts, & ignorés des Médecins des autres Ecoles, font tant d'honneur à la sagesse & aux lumieres de Pythagore, quelle idée ne doit pas donner de ce Philosophe cette découverte admirable, dont nous lui sommes redevables, remède le plus sûr & le plus universel que l'industrie humaine ait jamais produit? J'entends le Régime appellé Pythagoricien (*a*), qui consiste dans l'usage libre & absolu de tout ce qui est végétal, frais & tendre, qui n'exige que fort peu ou point du tout de préparation, comme feuilles, racines, semences, fleurs & fruits; & à s'abstenir de tout ce qui est animal, de quelque espece qu'il puisse être, Volatil, Quadrupede & Poisson.

Le lait & le miel entroient dans ce Régime, mais les œufs en étoient exclus. La boisson consistoit dans l'eau toute pure. Le vin, & toute autre liqueur provenant du vin, n'y étoient point admis. Il n'est pas dit pour cela

---

(*a*) Ce Régime est nommé différemment par les anciens Auteurs, Ἄψυχος βιος ὁ τῶν Πυθαγρικῶν Ποηφαγια, Βοτανοφαγια, dans Esichius : *vie inanimée*, *vivre herbacé*, Ποηφαγεειν, par Hérodote : *Cæna terrestris multis oleribus*, par Plaute, &c.

qu'il fallût entierement se priver de l'usage de la viande. On pouvoit, selon les occasions, manger de la chair d'animaux jeunes, frais & tendres, pourvu qu'on en usât avec modération, & encore devoit-ce être des parties musculeuses, plutôt que des entrailles (*a*).

Pour peu qu'on ait acquis de connoissances sur la nature du corps humain & des alimens, on voit par cet exposé que Pythagore a eu principalement en vue dans ce Régime la santé du corps & la tranquillité de l'esprit. Il n'est pas possible, en effet, de s'imaginer que ce n'ait été là la véritable intention de ce Philosophe, si on considere que cet état de félicité, tant désiré, la santé & la tranquillité, résultent de la plus grande facilité à subvenir à ses besoins, du calme le plus uniforme des humeurs, & de l'habitude de réprimer avec le secours de

(*a*) Toutes ces particularités se trouvent principalement dans les Ouvrages de Laerce & de Porphyre.

la tempérance ſes appétits les plus pernicieux.

Cette conſidération paroît bien mieux convenir à la ſageſſe de ce grand Homme que de ſuppoſer qu'il n'avoit adopté un genre de vie de cette nature, que parce qu'il croyoit à la Métempſicoſe. S'il a paru donner dans une idée auſſi abſurde, ce ne peut être, comme nous l'avons déja remarqué, que par la néceſſité où il s'eſt trouvé de s'accommoder à la portée du Peuple rarement capable d'entendre la vérité.

Il avoit bien ſenti que la faculté de penſer & le principe du mouvement volontaire, que tout Homme reconnoît en ſoi, ne ſçauroient s'expliquer par les notions que nous avons ſur la matiere inanimée, ni par les Loix de la Méchanique, ainſi il crut devoir adopter l'hypotheſe des Egyptiens en l'ornant de fictions, ſuivant l'uſage de ce temps-là (*a*). Il eſt vrai que cette opinion répugne également à la raiſon

---

(*a*) Hérodote, Liv. II.

& à la vrai-ſemblance ; cependant on ne peut pas s'empêcher de convenir qu'elle a fait naître dans les Ecoles de Philoſophie les premiers principes de la Doctrine de l'Immortalité de l'Ame [42].

Timée, Pythagoricien, Maître de Platon, fait aſſez entendre que Pythagore n'admettoit point parmi ſes opinions myſtérieuſes le paſſage des ames d'un corps à un autre, en conſervant leur identité & leurs idées. On peut conſulter à ce ſujet un petit Ouvrage aſſez curieux de cet Auteur, où il expoſe fort naturellement ſon ſentiment dans ſa Langue Dorique par cette ſentence (*a*) : » La fiction, le menſonge, » ou l'erreur nous ſert à réprimer les » hommes que la vérité ne ſçauroit per- » ſuader. « De-là vient la néceſſité de feindre ou publier les châtimens étranges des ames, en ſuppoſant qu'elles

---

(*a*) Vers la fin, τὰς ψυχὰς ἀπειργομες ψευδεσι λόγοις οἶκα μὴ αγηται αλαθεσι, λεγοιντο δ᾽αναγαίω ϗ τιμωρίαι ξεναι ως μετενδυοικειναν ταν ψυχᾶν, &c.

paſſent d'un corps à un autre. Eſt-il, en effet, vrai-ſemblable que Pythagore, qui croyoit que les Plantes mêmes étoient animées, n'ait pas ſenti que tout ce qui a vie ne pouvant ſe nourrir de minéraux, les hommes & les animaux ſe ſeroient trouvés dans la néceſſité de ſe manger les uns les autres pour ſubſiſter, d'où l'on voit combien le but que l'on prête à ce Philoſophe eſt abſurde & contradictoire. Il eſt bien plus naturel de ſuppoſer qu'il ſe ſervit de cette circulation des ames, comme d'un moyen ingénieux pour engager le Peuple à ſuivre le régime le plus convenable à la ſanté. D'autant qu'il n'eſt donné qu'aux Sçavans, c'eſt-à dire, à un très-petit nombre d'hommes, de ſentir toute la force des raiſonnemens phyſiques. Ce ſentiment eſt appuyé du témoignage de quelques anciens Ecrivains, ainſi que nous l'apprend Diogene Laerce (*a*). L'intérêt commun des ames, dit cet Auteur,

---

(*a*) Sect. 3.

n'étoit qu'un prétexte pour empêcher que l'on ne se nourrît de la chair d'animaux ; c'étoit dans la vûe de faciliter aux hommes les moyens de subsister qu'il leur conseilla l'usage des alimens les plus communs & les moins susceptibles d'apprêt, & qu'il leur prescrivit l'eau pour boisson ; régime que l'on doit regarder comme la source de la santé du corps & de la liberté de l'esprit (*a*).

Plutarque, dans son Traité contre l'usage de la viande (*b*), après avoir employé tous les raisonnemens qu'ont pu lui suggérer la Morale, la Physique & la Médecine, pour démontrer les inconvéniens de ce genre d'alimens, déclare expressément qu'il n'en-

(*a*) Le Texte dit ἄπυνα, qui équivaut à ce qui vient après ἄνα πυρᾶς, c'est-à-dire, sans feu & sans beaucoup d'apprêts. La Traduction de la belle Edition de Meibomius, où on lit *eaque anima carent*, ne rend point le sens du Texte. L'ancienne Traduction du bon Ambroise, *quibus igne ad coquendum opus non esset*, est plus fidele, & meilleure que celle d'Aldobrandin, qui dit, *cibis minime coctis*.

(*b*) Opusc. Vol. III. περὶ σαρκοφ, *pag.* 1833.

tend

tend nullement adopter les motifs qui engagerent Pythagore à proposer son systême, motifs qui lui paroissent remplis de mysteres, & qu'il compare aux machines secrettes qui font mouvoir les décorations du Théâtre. Cette maniere de juger de l'intention d'un homme, si connu d'ailleurs par ses lumieres & par sa sagesse, se rapporte assez à ce que plusieurs Ecrivains des siécles les plus reculés ont écrit de Pythagore, qu'il mangeoit quelquefois & conseilloit même aux autres de manger, sans aucun scrupule, des Poulets, des Chevreuils, des Cochons de lait, du Veau & du Poisson; & qu'il n'avoit point, comme se l'imaginoit le Vulgaire, une aversion décidée pour les Féves & pour les autres légumes.

Mais ne peut-on pas concilier cette diversité de sentimens en supposant que Pythagore n'entendoit exclurre que les légumes secs & durs, & nullement ceux qui sont frais & tendres? Il y a plus; si on examine avec attention tout ce qui a été anciennement écrit sur ce ſujet ; on jugera, ſans peine, que le but de ce Philoſophe étoit d'écarter par la ſobriété, par le choix des alimens, & par la privation du vin, les maladies, le trop d'embonpoint, l'abrutiſſement de l'eſprit, le trouble & l'oppreſſion des ſens.

Après tout, l'uſage de s'abſtenir particulierement de certains alimens ne vient point de Pythagore ; on en trouve pluſieurs exemples parmi quelques Nations, qui exiſtoient bien avant ce Philoſophe [43], & chez les Egyptiens ſur-tout, qui lui en auront vrai-ſemblablement donné l'idée. Car il eſt conſtant que pendant le ſéjour que Pythagore avoit fait en Egypte, contrée où fleuriſſoient alors les Sciences & les Arts [44], il y avoit puiſé bien des manieres & des ſentimens particuliers, qu'il ſe fit gloire de conſerver le reſte de ſes jours. Il étoit, entr'autres, défendu dans toute l'Egypte de manger des Féves [45]. Hérodote obſerve (*a*)

(*a*) Liv. II.

que dans la ſuite, chez les Grecs & chez les Romains, ce légume fut particulierement interdit aux Prêtres de Jupiter, de Cérès, & de quelques-unes de leurs autres Divinités (*a*) : mais quel qu'ait été le motif qui engagea Pythagore à proſcrire les Féves, on ne ſçauroit douter maintenant, après ce qu'on en lit dans les Auteurs anciens, que ce point de ſon ſyſtême ne fût purement allégorique [46]. Il eſt donc inutile de chercher à en démêler le ſens, puiſque ceux qui l'ont ſçu l'ont tenu caché avec tant de ſoin (47).

Nous voyons d'un autre côté que Pythagore ne ſe faiſoit pas une peine d'en manger, quoiqu'il eut exclu de ſon Régime les autres légumes, les Coqs vieux, les Bœufs qui avoient ſervi au labourage, & autres ſemblables alimens de conſiſtance dure & glutineuſe. Il eſt donc plus naturel de

---

(*a*) Pauſanias, Liv. VIII. 15. Porphyre, *de l'Abſtinence*, Liv. IV. Aulu-Gelle X. 15. Feſtus V. Sabam, &c.

ſuppoſer que la défenſe ſymbolique des Féves fût une choſe abſolument différente qui renfermoit quelque myſtere important, & que les abſtinences réelles avoient été imaginées par d'autres avant lui, pour quelqu'autre motif qui n'avoit rien de commun avec ce Philoſophe (*a*), qu'il n'avoit fait que les adopter & les propoſer le premier au Peuple, comme un précepte de Médecine & de Morale ; il n'importe, après cela, de quel prétexte il ait jugé à propos de revêtir ce précepte, pour lui donner plus d'autorité. Ce qui rend cette opinion plus vrai-ſemblable, c'eſt qu'il eſt à remarquer qu'entre tous les animaux il a exclu plus particulierement les carnaſſiers, par conſéquent tout le Gibier, la plûpart des Poiſſons, ainſi que les parties les plus tendres & les plus délicates de tous les animaux, telles que ſont les glandes, les entrailles & les œufs. Il avoit

(*a*) Laerce, Liv. VIII. 33. ἀπόχοσθαι ὧν παρὰ κελευονται ϗ οι τὰς τελετασ ἐν τοῖς ἱερεις επιτελῦντεν.

reconnu, ſans contredit, que ces parties ſont moins ſaines, qu'elles produiſent une exhalaiſon plus forte & plus piquante; ce qui veut dire, ſelon le langage des Ecoles, qu'elles ont une plus grande volatilité huileuſe & ſaline.

La méthode qu'il avoit de ne faire que deux repas par jour : l'un, le matin, qui équivaloit à notre déjeûné, & qui n'étoit le plus ſouvent que du pain; & l'autre fort tard, qui lui ſervoit de dîner, ou ſi l'on veut de ſouper, où il mangeoit raiſonnablement. Sa coutume de ne boire du vin qu'avec beaucoup de modération, & ſeulement lorſqu'il étoit à table avec ſes amis; le ſoin qu'il avoit de ne ſe ſervir que de robes toujours blanches & des plus propres, dont il changeoit même tous les jours, ſous prétexte de la Religion (*a*), préférant les étoffes qui proviennent des matieres végétales (*b*), à celles qui

(*a*) Diodore de Sicile, &c.
(*b*) Apulée, *Apol.* p. 64. *Edit. priv.* Jamblique,

ſont faites du poil des animaux, parce qu'elles ſont moins propres à attirer l'humidité & les mauvaiſes influences de l'air (*a*); le goût qu'il avoit pour la Muſique [48], ſans s'y livrer (*b*); ſes doctes & agréables entretiens avec ſes amis; les bains fréquens qu'il prenoit pour conſerver ſa peau, non en public pour ſe donner en ſpectacle; mais chez lui dans ſon particulier, & d'autres ſemblables traits de la vie privée de Pythagore, confirmés par des Auteurs dignes de foi, donnent de ce Philoſophe une idée bien différente de

---

chap. 21. Philoſtrate, *Vit. Apol. VIII.* 3. Il ne paroît pas que l'on doive s'arrêter à ce que Diogene Laerce objecte que le Lin n'étoit point connu encore dans les contrées où Pythagore avoit établi ſa demeure. Il n'y a aucun lieu de douter que les étoffes de Lin & de Coton très-fin ne fuſſent alors fort communes en Egypte, où les Manufactures en avoient été apportées des Indes. Pythagore, & tous les Grecs qui s'en ſervoient, pouvoient très-bien les tirer de l'Egypte. Voyez Ferrarius, *de re Veſt.* Pline II. Liv. IV. chap. 11. & 12.

(*a*) Jac. Keil, *Medicina Statica*, pag. 178. dit: *Plùs attrahunt veſtes à partibus animalium compoſita quam quæ à vegetalibus conficiuntur*, &c.

(*b*) Jamblique, 29.

ce caractere dur, auſtere, & ridiculement ſuperſtitieux qu'on lui attribue communément [49].

Suivant tous les Auteurs qui ont écrit ſa vie, il avoit pour maxime de n'endommager aucune Plante fruitiere & domeſtique, & de n'offenſer aucune ſorte d'animaux, qui ne fuſſent venimeux & pernicieux à l'homme. Il ſe faiſoit un plaiſir d'acheter des Poiſſons, & après qu'il en avoit examiné ſoigneuſement les différentes formes ſur le rivage, il les reſtituoit à leur élément (*a*).

Cet eſprit de curioſité innocente & délicate, caractere du vrai Naturaliſte; ce déſir ſi louable de conſerver, autant qu'il lui étoit poſſible, les moindres corps organiques, ſuppoſent dans ce Philoſophe un ſentiment d'humanité & de générosité éclairées, dont bien peu d'hommes ſont capables. Nous en voyons, en effet, tous les jours qui ne ſe font pas une peine de ſacrifier

(*a*) Plutarque & Apulée.

à de puériles fantaisies les ouvrages de la Nature les plus utiles, & les plus dignes de notre curiosité, sous prétexte de leur inutilité.

Mais revenons à notre sujet, & cherchons à faire voir par quelques réflexions sur la nature & les facultés du corps humain, & des alimens qui le soutiennent, combien le Régime de Pythagore est propre à rétablir & à conserver la santé, ainsi que ce grand Homme se l'étoit proposé ; & sans nous aller égarer dans les idées poëtiques & barbares de la plûpart des Ecoles des siécles passés, nous observerons de suivre, le plus exactement qu'il nous sera possible, les lumieres que nous ont fournies de nos jours l'Anatomie [50], la Méchanique [51], l'Histoire Naturelle & la Physique [52] expérimentale, dont fait partie la vraie Chymie [53].

C'est par le secours de ces lumieres qu'on est venu à bout de reconnoître dans la Médecine que la vie & la santé consistent dans le mouvement égal

& perpétuel d'une grande maſſe de liquide diſtribué dans un nombre infini de canaux continus entr'eux, qui, après s'être diviſés en troncs & en rameaux, ſe réduiſent dans leurs extrémités à une fineſſe imperceptible & à une multiplicité inombrable.

Les troncs de ces canaux, qui en forment comme les baſes, ſont au nombre de deux, d'une ſtructure & d'une nature différentes, ſitués preſqu'au centre du corps humain, & unis au cœur: leurs pointes ou extrémités ſont en partie ouvertes à la ſurface extérieure du corps, ou dans quelque cavité interne, & ils ſervent en partie à faire communiquer un genre avec l'autre; & d'autant que la grande maſſe de liquide eſt portée dans ces canaux, où elle coule continuellement, un des deux troncs, que l'on nomme *artere*, avec toutes les ramifications qui en dépendent, doit par l'effet de la premiere force qui lui eſt imprimée, & par l'action du canal même, envoyer du cœur une partie de ce liquide à la ſurface du corps où il se dissipe ; une autre partie dans quelque cavité interne où il est déposé, & le reste enfin dans ces dernieres & imperceptibles ramifications de l'autre canal, appellé *veine*, ou par l'impulsion directe d'un mouvement continuel, & par les pressions latérales, il est finalement reconduit au cœur par un mouvement contraire.

Il est aisé de voir par cette distribution que si les arteres portoient dans les veines la masse entiere du liquide, ce cours pourroit subsister en tant qu'il dépend de la quantité de ce liquide ; mais comme il n'y en passe qu'une partie ; ce cours ne se maintient que parce que les veines reçoivent successivement une nouvelle portion de ce liquide frais, qu'elles prennent dans la masse ou le mélange des alimens, par leurs extrémités ouvertes dans un ample sac ou canal, où ces alimens sont introduits par dehors.

De-là vient la continuité du cours interne des liquides, que l'on nomme *vie* dans tous les êtres vivans, c'est-à-dire, dans tous les corps organisés, soit Plantes, soit animaux, avec cette différence essentielle, que les Plantes toujours attachées à la terre reçoivent ce supplément de nouveau liquide de cette portion de terre qui les environne, & qui leur est étrangere, par leurs veines ouvertes dans la superficie de leurs racines; au-lieu que les animaux qui ont la liberté de transporter leur corps où bon leur semble, ne soutiennent leur vie qu'en introduisant de temps en temps dans une cavité qui est au-dedans d'eux, c'est-à-dire, dans l'estomac & dans les intestins, comme une terre portative ou autrement, une masse bien mêlée de différentes matieres & bien détrempée, d'où ils attirent jusques dans le cœur, par les extrémités des veines, l'humeur qui s'assimile à leur substance & les nourrit.

La masse de liqueurs qui se meut continuellement dans le corps humain, & qui y doit être entretenue dans une quantité suffisante, au moyen des alimens, n'est point d'une nature simple comme l'eau ; c'eſt ce qui fait qu'indépendamment des inconvéniens qui peuvent réſulter de l'altération du mouvement & des canaux, elle a encore ceux qui dépendent de ſa qualité & de ſon mélange. De-là vient la néceſſité du choix des alimens, dont ſont entierement exclus tous les minéraux, comme n'étant point d'une nature à pouvoir ſe convertir en notre ſubſtance, & qui loin de pouvoir être diſſous & briſés par la force de nos organes, ne ſont propres, au contraire, qu'à les déchirer par leur force & leur peſanteur.

Il entre, à la vérité, dans la préparation des alimens une grande quantité de ſel : mais loin qu'il s'en convertiſſe la moindre partie en chair, il ſe diſſout entierement, & ſe diſſipe hors du corps, ce qui reſte en entier, ne devant être compté pour rien. Cette grande quantité d'eau pure, ou mêlée avec d'autres matieres, qui s'introduit dans notre corps, peut bien maintenir le cours de nos humeurs, & leur redonner de la fluidité, en leur servant de véhicule, & par-là elle peut bien nous nourrir indirectement, pendant quelques jours, sans le secours d'autre aliment; mais elle n'abandonne jamais ses propres qualités, quoiqu'elle soit intimément mêlée avec les parties de notre corps, & ne se change point en leur nature.

Tous les autres corps qui appartiennent au regne fossile, n'entrent point dans la classe des alimens. Il n'est donc plus question que de décider lesquelles des matieres animales, ou végétales, sont plus propres à se convertir utilement en substance humaine.

Plutarque, dans son Traité sur l'usage de la Viande, examine si ce genre d'alimens est naturel à l'homme, c'est-à-dire, proportionné à la structure de son corps. Ce point a été plus particulierement agité par quelques Sçavans du dernier siécle, qui, sur la différence qu'ils remarquerent parmi les animaux dans la structure de leurs organes digestifs, les distinguerent en *car-*

nivores & *frugivores* [54]; & quoique ce moyen & les raisons qu'ils tirerent de l'Histoire Naturelle ne fussent pas suffisans pour décider la question, Wallis & Tyson [55], l'un bon Mathématicien, l'autre Anatomiste exact (*a*), démontrerent peu de temps après qu'il y a une plus grande analogie dans la structure du conduit des alimens du corps humain, avec celle des animaux qui paissent, parce qu'ils sont la plûpart pourvus, comme l'homme, de l'intestin colon, dont sont privés les carnaciers.

Mais sans nous écarter dans ces réflexions, il suffit de considérer que la plûpart des animaux, qui servent de nourriture à l'homme, si on en excepte quelques Oiseaux & les Poissons, ne vivent que de végétaux, d'où il paroît que la matiere élémentaire des deux genres d'alimens est à-peu-près la même dans sa premiere composition, c'est-à-dire, toujours végétale, & venue

(*a*) *Num.* 269. & dans l'Abrégé, Tome V. chap. I.

originairement de la terre. Bien plus, tout ce qui reſte & s'unit à notre corps de l'un & de l'autre aliment, n'eſt autre choſe que de la terre ſolide & pure.

Mais leur différence conſiſte principalement en ce que les parties fraîches des Plantes ſont d'un tiſſu beaucoup plus tendre que celle des animaux, & par conſéquent plus faciles à être diviſées, à raiſon de la moindre force de leur adhérence, & de la moindre tenacité du ſuc qui forme leur ſubſtance, de maniere qu'elles cedent plus facilement aux forces dividentes de nos organes. Les parties fraîches & tendres des Plantes abondent en eau, & en cette ſorte de ſels, appellés *acides* & *fixes*, à cauſe de leur ſaveur & de la propriété qu'ils ont de ne point ſe diſſiper au feu, avant que de ſe fondre. C'eſt du mélange de ces ſels avec une quantité modérée d'humeur huileuſe végétable, que ſe forme leur ſuc miſcible diſſolvant.

Il paroît que la chair des animaux

eſt privée de ce ſuc, comme elle l'eſt entierement de ſels acides & fixes : elle abonde, au contraire, en cette autre ſorte de ſels propres à devenir alcalins & volatils dans un certain degré de chaleur, & à produire par leur mélange dans nos liquides la plus grande diſpoſition à une totale & mortelle diſſolution. C'eſt auſſi parce que les végétaux frais contiennent beaucoup moins de parties, purement huileuſes, comme la chair des animaux, que dans une violente & intime agitation, leur ſuc ſe mêlant dans la maſſe du ſang, par la circulation, eſt infiniment moins propre à s'enflammer ; car l'expérience nous fait voir qu'il n'y a point de liquide dans toute la Nature, qui reçoive & retienne plus longtemps la plus grande force du feu, que l'huile, de quelque eſpece qu'elle ſoit., quoique celle des animaux ſemble avoir encore plus d'activité.

On peut juger de la ſubtilité du ſang, par la néceſſité où il eſt continuellement de ſe réduire par degrés en une

une tranſpiration inſenſible, & en cette vapeur ſpiritueuſe, qui s'exhale tant au-dedans qu'au-dehors de notre corps. C'eſt dans ſa ſubtilité & dans la facilité que le ſang a de ſe diviſer dans un nombre infini de petits vaiſſeaux [56], que conſiſte ſa fluidité, ſans laquelle bien des particules dures & peſantes ſe dépoſeroient en certains endroits, & rempliroient les cavités qui doivent reſter ouvertes & vuides. Et c'eſt par le concours d'un ſuc aqueux, huileux & ſalin, que les Chymiſtes nomment *ſavonneux*, & qui n'eſt pur & ſain que dans les alimens végétaux qui ſont frais, que ſe forme le mélange parfait ſi néceſſaire des parties diſſemblables de notre ſang principalement de deux liquides très-abondans l'eau & l'huile, qui ſont d'une nature incompatible, & dont néanmoins la ſéparation nous devient très-pernicieuſe [57].

Et d'autant que les végétaux contiennent beaucoup moins de ſuc huileux que la chair des animaux, ils ne donnent point lieu aux viſcoſités trop tenaces, ni à cette vapeur, qui s'élevant à proportion que la chaleur augmente dans notre corps, produit également de funestes effets, les parties grasses & salines devenant alors volatiles.

J'ai toujours dit les végétaux frais, parce que ceux qui sont secs ont tous les inconvéniens des matieres animales, leurs particules étant trop fortement adhérentes, terrestres & huileuses. On doit donc, par cette raison, exclurre les aromates, & leur substituer les pointes vertes des herbes odoriférantes. On devra également rejetter les légumes vieux, & les autres semences farineuses & huileuses, à moins qu'elles ne soient bien broyées & mêlées avec d'autres matieres salubres. Il en est de même des fruits secs, & de tout ce qui se conserve par le moyen de diverses préparations, qui composoient les alimens secs des Anciens, mets qui peuvent être propres à certains usages, mais qui ne conviennent nullement à la conservation de la santé, qui eſt le ſeul objet que je me propoſe dans cet Ouvrage.

Le miel doit être compris parmi les ſucs végétaux, quoiqu'il ait été recueilli des Abeilles, & qu'il ait séjourné quelque temps dans certaines petites cellules que l'on remarque dans le corps de ces animaux, avant que d'être dépoſé dans les rayons d'où les hommes le tirent. Il ſe forme des humeurs les plus parfaites & les plus rafinées des Plantes, en ſe ſéparant de leur maſſe qui circule dans l'intérieur des Plantes, pour venir ſe réunir dans cette eſpece de petits filets que Malpighi apperçut le premier dans le fonds des feuilles des fleurs, & dont on peut voir la deſcription dans l'Anatomie des Plantes de cet Auteur (*a*). Le ſucre eſt également produit par les Plantes, & ne change point de nature, malgré les différens degrés de rafinement qu'il reçoit de la main des hommes. Ces deux matieres

(*a*) *Anatomia Plantarum*, Tab. 29.

ſont également huileuſes & ſalines, & d'une vertu merveilleuſement ſavonneuſe, atténuante & déterſive, ſur-tout étant mêlées, avec beaucoup d'eau, parmi d'autres alimens; & bien loin d'être préjudiciables à la ſanté, comme bien des gens ſe l'imaginent, elles ſont, au contraire, extrêmement ſaines & utiles.

Le lait ſur-tout forme une excellente nourriture, principalement celui des animaux qui vivent d'herbages & de feuilles. Cette liqueur, pour avoir été bien travaillée, & composée par les organes des animaux du ſuc de leurs alimens & de quelques-unes de leurs humeurs, & pour avoir paſſé dans leurs viſceres & par leurs moindres vaiſſeaux artériels, n'en a point perdu pour cela les qualités des végétaux. Il retient ſur-tout la diſpoſition ſalutaire qu'il a de devenir acide. Il ne s'eſt pas non plus converti totalement en nature animale : mais il a acquis par la trituration un caractere de fluidité & de miſcibilité, qui le rend infiniment plus propre à se convertir promptement en notre substance. Le lait, au reste, est doux & agréable à tous nos sens, sur-tout lorsqu'il est frais & trait dans le temps convenable. Aussi les Médecins les plus éclairés de tous les siécles l'ont-ils regardé comme un aliment très-léger, excellent & unique, par le juste milieu qu'il tient entre les alimens végétaux & les animaux; & c'est, comme on voit, sans raison que bien des gens le négligent ou le craignent.

Le lait, mêlé avec beaucoup d'eau pure, produit de très-bons effets, selon le témoignage d'Hypocrate même, qui en attribue la méthode à Pitocles, Médecin, qui s'en étoit servi avant lui avec beaucoup de succès pour réparer les complexions trop délicates & les corps exténués (*a*). Le mélange d'un peu de vin avec beaucoup de lait (boisson usitée encore aujourd'hui parmi certains Peuples), est également

(*a*) Epid. V. 56. & VII. 48.

approuvé des Anciens, quoiqu'il semble moins convenir à l'usage de la Médecine qu'à l'assaisonnement de certains mets. Mais il n'en est pas de même du bouillon, ou de quelqu'autre liquide gras, ou de quelque substance savoureuse que ce soit, mêlée avec du lait, parce qu'il n'a jamais besoin d'améliorer ses qualités, mais seulement d'augmenter quelquefois sa fluidité, avantage qu'il acquiert parfaitement avec le secours de l'eau toute pure.

Et d'autant que le lait, soit par le repos, soit par l'agitation, l'ébullition, ou le mélange de quelques sucs acides de Plantes, ou d'autres matieres qu'on y jette, lorsqu'il est sur le point de bouillir, se sépare en trois substances connues, la crême ou le beurre, le petit-lait & le fromage : il n'est pas douteux que le petit-lait, par sa liquidité & sa température, ne soit un grand remede en certain cas, surtout en en prenant quatre à cinq livres par jour, à l'exemple des Anciens. Le beurre frais, quoique huileux, pourvu qu'on en uſe moderément, eſt également permis dans notre Régime, ainſi que le fromage qui eſt meilleur, plus il eſt frais & nouveau. A l'égard du fromage qui eſt dur & ſec, & qui a contracté avec le temps un goût âcre & piquant, qualités nuiſibles & contraires à notre objet, on ne doit en uſer que très-rarement & avec beaucoup de modération ; la même précaution n'eſt pas moins néceſſaire contre les œufs.

Ces ſucs végétaux, tirés de quelque partie que ce ſoit des Plantes, leſquels, par le moyen de la fermentation, ſont réduits en liqueurs connues ſous les noms de *vin*, *bierre* & *hydromele*, & plus encore les eſprits qui en ſont extraits, ſont entierement oppoſés au Régime de Pythagore. Toutes ces liqueurs, qui ont acquis par la fermentation une nature totalement contraire, ne ſont propres qu'à augmenter la viſcoſité & la cohéſion de notre ſang, & par conſéquent à rallentir le cours de ce liquide, au lieu de le rendre plus fluide. C'eſt de-là que leur vient la faculté qu'elles ont de redonner la vigueur, de deſſécher, d'augmenter la chaleur & le mouvement dans le corps, & le pouvoir encore plus dangereux d'offenſer nos nerfs avec la plus grande activité, & de produire en troublant leurs opérations, ſelon les différens degrés de leur maligne efficacité, l'yvreſſe, le délire, l'oubli & l'aſſoupiſſement. Le commun des hommes ne voit cependant dans tous ces effets-là rien que d'agréable & que d'innocent. Il n'en eſt pas de même du Philoſophe Pythagoricien, qui ſçait combien ils ſont voiſins de la paralyſie, de l'apoplexie & de la mort, ſuites fréquentes de ces attaques toujours cauſées par la fermentation des liqueurs.

Le vinaigre, quoique produit par le vin, mais par une ſeconde fermentation, a cependant des qualités tout-à-fait oppoſées à ce liquide. Devenu clair, ſubtil, pénétrant & volatil par la dépoſition de ſes parties les plus groſſieres, il s'inſinue & ſe mêle intimément avec toutes nos humeurs, même celles qui ſont huileuſes. Il empêche ainſi ou mitige ce changement pernicieux qui ſe fait aſſez fréquemment en nous par la force du mouvement & de la chaleur naturelle, que nous appellons putridité, acrimonie, rancidité ou alkaleſcence.

Auſſi le vinaigre eſt-il un grand réfrigerent dans les fiévres aigues, ſoit qu'elles ſoient cauſées par l'acrimonie des ſucs devenus alkalins, ou qu'elles naiſſent de quelque communication contagieuſe. On s'en eſt ſervi du temps même d'Hypocrate contre l'yvreſſe, l'aſſoupiſſement & la foibleſſe, avec d'autant plus de ſuccès qu'il reſtaure paiſiblement les nerfs dont il eſt ami. Il a été pareillement d'un grand ſecours dans toutes les maladies peſtilentielles, & principalement dans celle qui ſe fit ſentir ſi cruellement à Florence en 1631. malgré le mélange mal-entendu d'un grand nombre d'ingrédiens d'une nature opposée, qui étoient en usage dans ces temps-là (*a*).

Un peu d'excellent vin dans beaucoup d'eau forme un liquide facile à s'aigrir par la chaleur intérieure de notre corps ; c'est peut-être par cette raison-là qu'une telle boisson, prise copieusement, produisoit autrefois de si bons effets dans les fiévres habituelles, & souvent même dans les fiévres aigues. Cette méthode est appuyée du témoignage d'Hypocrate, & l'expérience qu'on en a faite de nos jours ne nous permet pas de douter qu'elle ne soit également d'une grande utilité dans certains cas.

Les sucs acides & frais de Citrons, Limons, Oranges, & autres fruits de cette espece ont encore plus d'efficacité. On ne doit point être surpris si quelques Médecins modernes les ont regardés comme un remede puissant contre les fiévres malignes & pestilen-

---

(*a*) Rondinelli, dans sa Relation de la Peste de 1630.

tielles. Cette découverte n'eſt pas même nouvelle. Il y a environ cent ans que Michelini (*a*), Profeſſeur de Mathématiques à Piſe, lequel ayant été Diſciple du grand Borelli, s'étoit particulierement appliqué à la Médecine & à l'Anatomie, s'en ſervit avec beaucoup de ſuccès dans une épidémie de fiévres malignes, dont mouroient preſque tous ceux qui étoient traités ſelon la méthode ordinaire. Son ſecret, ainſi que je l'ai lu dans ſes Ecrits originaux, conſiſtoit à prendre ſouvent du jus de Limon, d'Orange & même de Verjus dans une grande quantité, & à ne manger que de la mie de pain bouillie ou trempée dans de l'eau pure : mais il falloit obſerver ce Régime dès le commencement de la maladie. Cette méthode bonne & judicieuſe par elle-même ne laiſſa pas de lui attirer les railleries de ſes Adverſaires ; mais elle ne dût pas paroître extraordinaire aux Médecins de ſon ſiécle, qui avoient

(*a*) Auteur d'un Traité ſur la direction des Fleuves.

quelque connoissance de la Physique ; qui n'ignoroient pas d'ailleurs combien elle est fondée sur l'expérience des siécles précédens, & sur l'autorité des plus grands Maîtres.

Il ne paroît pas cependant que Michelini regardât comme indifférent de se servir des acides végétaux ou minéraux, ces derniers étant plutôt nuisibles au corps humain. Mais il semble en même temps qu'il ne s'apperçut pas que tous les sucs acides végétaux, soit d'herbes, soit de fruits, & sur-tout le vinaigre, avoient généralement la même efficacité. Il est bon d'observer, à ce sujet, qu'il n'y a point dans la Médecine d'erreur populaire plus dangereuse que de supposer que ces sucs acides sont nuisibles. En effet, si la plûpart des maladies sérieuses naissent de la coagulation, comme l'Anatomie nous en convainct tous les jours, les sucs acides étant des dissolvans également doux & puissans, ils doivent avoir naturellement, après l'eau, la préférence sur tous les remedes de la Médecine.

L'huile, quoique ſimple extrait végétal, eſt une liqueur totalement graſſe & par conſéquent très-propre à acquérir promptement de la rancidité dans le canal des alimens, ſi elle n'eſt bientôt changée par les forces digeſtives [58]. La plus douce eſt donc la meilleure, comme étant moins ſujette à ſe corrompre : mais il faut en uſer modérement & ſeulement pour l'aſſaiſonnement des mets, qui ſeront jugés les plus ſains, après qu'on aura eu ſoin de la mêler avec des ſucs acides.

Dans cette vaſte diverſité de matieres végétales que nous offre la terre, nous n'avons gueres que le choix de celles qui, étant bonnes par elles-mêmes, ſont ou naturellement tendres & délicates, ou le peuvent devenir par le ſecours de l'art parmi leſquelles les unes ont le ſuc aqueux ou inſipide, ou doux, ou aigre-doux ; d'autres laiteux, ou tirant ſur l'amer ; d'autres, enfin, tout-à-fait amer, & l'odeur douce, ou agréable, ou forte, pénétrante, ou ne ſentant rien du tout. Nous pouvons même accroître ou mitiger chacune de ces qualités par les différens degrés d'assaisonnemens qui leur sont propres. Ainsi quand nous rassemblerions tous les végétaux dont nous employons dans nos repas les racines, les corps entiers, les feuilles, les germes, les fruits, les graines, ou enfin les sucs, nous ne trouverions pas même cent sortes de Plantes sur plus de mille qui sont connues dans la Botanique.

On en trouveroit bien moins encore si, en suivant les principes que nous avons établis, on excluoit entierement les matieres végétales les plus dures, les plus salées, les plus piquantes, & les plus nourrissantes.

Il faudroit dans ce cas-là s'abstenir, avec l'exactitude scrupuleuse des Egyptiens, des Oignons, de l'Ail, & de toutes les racines bulbeuses, ainsi que des fruits secs, des graines d'arbres & des herbes les plus dures, à l'exception des fromentacés, ou bien ne s'en permettre l'usage qu'en les faiſant cuire dans l'eau & dans du bouillon avec quelqu'autre ſubſtance, comme avec des légumes frais & tendres, mais extrêmement cuits & mêlés avec des herbes potageres, ou avec quelques fruits aqueux. Ainſi, au rapport d'Aulu-Gelle (*a*), Taurus, Philoſophe, grand admirateur & convive de Pythagore, mêloit des Lentilles avec de la Citrouille.

Il réſulte de-là que les Plantes qui peuvent ſuffire, tant aux beſoins qu'aux délices des Pythagoriciens, ſe réduiſent dans le cours de l'année, à moins d'une quarantaine, preſque toutes cultivées dans nos jardins & dans nos champs, à l'exception du ſucre, & parmi leſquelles les plus communes ſont les plus ſaines.

Après ce que nous venons de dire ſur la nature & la qualité des alimens qui compoſent le Régime végétal, il ne doit plus paroître ſurprenant que l'on puiſſe venir à bout, à l'aide d'un

(*a*) Liv. XVII. chap. 8.

tel Régime, de guérir certaines maladies contre lesquelles on voit échouer tout l'art humain, d'en prévénir beaucoup d'autres, & de disposer généralement notre corps à être moins susceptible des impressions des causes morbifiques ; mais il faut, comme nous l'avons déja remarqué, avoir bien attention de ne se permettre pendant tout le temps qu'on devra s'y assujettir que des alimens animaux bien choisis, d'en user avec modération, & sur-tout de ne point négliger de les mêler avec des herbes tendres & fraîches, soit douces, soit acides, ameres ou odoriférantes.

Le Régime de Pythagore admet également la diete blanche, qui consiste à ne vivre que de lait, comme font tous les jeunes animaux, & comme on dit que vivoient anciennement & que vivent même aujourd'hui des Nations entieres. L'usage s'en est introduit dans toute l'Europe, vers le milieu du dernier siécle, pour la cure de certaines infirmités, & principalement des douleurs

douleurs articulaires & de la goute, graces aux lumieres & à l'expérience d'un Médecin de Paris de ce temps-là, qui y étoit fort sujet (*a*). Nous avons de plus, en faveur de cette méthode, l'exemple & l'autorité des Anciens, entr'autres, d'Hypocrate, de Celse, de Pline, & de quelques autres, parmi lesquels il paroît qu'Arethée est le premier qui ait traité certaines infirmités avec la diete lactée, se fondant sur l'exemple des Peuples qui ne vivent que de lait.

On en a fait pareillement en Angleterre diverses expériences, avec succès, contre la goute, vers la fin du dernier siécle. On y a vu, bien plus, quelque temps après, plusieurs Gouteux guérir en ne vivant absolument pendant quelques semaines que de Plantes fraîches & salubres (*b*); & cette décou-

(*a*) Voyez Greisel, *de Cura lactis in Arthritide*, pag. 179. Ouvrage imprimé à Vienne en Autriche en 1670.

(*b*) On les mêle avec des raves, comme on peut le voir dans les Lettres du Sieur Siare, im-

verte n'a pas peu contribué à accréditer dans ce pays-là le Régime végétal.

Je remarquerai en passant que le Comte Magalotti, notre Concitoyen, qui, comme on sçait, joignoit à une grande expérience beaucoup de vertus & de sçavoir, étoit du sentiment que les Anglois ont toujours tenu le premier rang dans la Médecine, & que nous pouvions, nous autres Toscans, prétendre tout au moins au second.

Mais n'avons-nous pas parmi nous plus d'un exemple qui prouve que la diete lactée, mêlée avec l'usage abondant des végétaux, prévient ou diminue considérablement les douleurs de la goute, pourvu qu'on observe en même temps de s'abstenir de viande ou de n'en manger que le plus sobrement qu'il sera possible. Je proposai cette méthode il y a quelques années

---

primées à Amsterdam, avec le Traité de Jean Dolco, intitulé *de furia Podagræ, lacte victá & mitigata*, 1707.

dans une Consultation de Médecine que j'envoyai de Londres à un de mes amis à Florence, qui en répandit plusieurs copies. Diverses personnes attaquées de la goute s'en sont servies avec succès.

Le Régime végétal n'est pas seulement d'un grand secours contre les douleurs de la goute, & les maladies articulaires : sa vertu s'étend également sur toutes les maladies qui naissent de la trop grande force des solides [59], de l'âcreté rance, huileuse & saline des liquides, de leur épaississement, de leurs dépôts pesans & tenaces, & de l'activité trop puissante des forces mouvantes internes.

De même l'expérience fait voir qu'il est très-propre à dissiper le Rhumatisme & l'Hypocondrie, fâcheuse infirmité qui vient des nerfs, & qui réside principalement dans l'estomac & dans les intestins, & quelques autres maladies des nerfs, de même que l'Ethisie ou corruption des glandes & des visceres, accompagnée de fiévres lentes &

habituelles, pourvu qu'elle n'ait point encore fait trop de progrès, & enfin les vices aneuvrifmatiques & le fcorbut.

Il eft bon d'obferver à propos du fcorbut, que bien qu'il ne foit pas donné à tout le monde de le connoître dès fon commencement, il eft néanmoins certain que beaucoup de maladies longues & difficiles, connues fous d'autres noms, ignorées même des Praticiens les plus accrédités, & dont les perfonnes les plus accommodées de la fortune fe trouvent affligées, ne font autre chofe que des fymptômes & des effets fcorbutiques.

Telle eft donc la vertu du Régime végétal, qu'il appaife, qu'il prévient, qu'il détruit une infinité de maladies des plus dangereufes & des plus opiniâtres. Ces effets, quelques furprenans qu'ils foient, ne paroîtront point exagérés fi on jette les yeux fur les funeftes calamités qu'a de tous les temps produites parmi les hommes une longue difette d'alimens végétaux. Les guerres, les siéges des Places, les longs campemens, les navigations éloignées, les populations dans les pays incultes & maritimes, les pestes célebres, & les vies des Hommes illustres, nous offrent des traits bien frappans de la maligne & venimeuse activité des alimens contraires aux végétaux. J'entends par-là les matieres seches & dures, & long-temps conservées, quoiqu'originairement végétales, & les matieres animales, soit dures, soit fraîches, sans aucun mélange d'herbages, ni de fruits.

Telle fut l'origine de la peste d'Athenes, dont Thucidide nous a laissé une magnifique description ; je dis bien plus, de la plûpart des fléaux de cette nature, dont nous avons de fidelles Relations, & d'une infinité d'autres maladies épidémiques : car il est bon de remarquer que tous ces maux-là viennent presque toujours à la suite de quelque siége long & opiniâtre, d'un froid excessif, ou de la sécheresse qui détruisent les herbages ou les rendent ſi rares que les pauvres gens ne ſçauroient s'en procurer. Auſſi voit-on dans ces ſortes de circonſtances que les riches ſont toujours les moins maltraités.

Il en eſt de même du Scorbut, qui regne dans les pays chauds, ainſi que dans ceux où le froid ſe fait ſentir le plus rigoureuſement, & qui ſe guérit par le prompt uſage des végétaux quels qu'ils ſoient, comme avec la décoction de feuilles priſes au haſard dans la premiere forêt. Ce n'eſt point le climat ſeptentrional, ni l'air de la mer, ni la ſalaiſon des chairs qui le produiſent ; c'eſt l'abſtinence des végétaux (*a*). Ne voit-on pas, en effet, dans tous les pays & dans celui-ci ſurtout les ſymptômes ſcorbutiques dominer à proportion que les alimens végétaux y ſont rares, ou qu'on s'en abſtient volontairement ? Et d'où provient le Scorbut, dont certaines mai-

(*a*) Bachſtrom, *Obſervationes circà Scorbutum*, *Lugd. Bat.* 1734.

ſons nombreuſes nous paroiſſent infectées, ſi ce n'eſt d'un eſprit d'économie mal-entendue, qui leur fait préférer les proviſions ſéches, comme étant de nature à ſe garder plus long-temps ? Ce fléau gagne de même bien des perſonnes riches & inſtruites, mais capables de préjugés & d'erreurs ; eſprits forts en fait de Médecine, qui s'imaginent que cette Science eſt incertaine ou inutile, ou qu'elle n'exiſte même pas, & ne peuvent ſe réſoudre à convenir que le Régime végétal puiſſe avoir autant d'efficacité. Ainſi Mathieu Curtius, ce Médecin célebre, dont on voit le ſuperbe Tombeau à Piſe, avança le terme de ſes jours en ne ſe nourriſſant que de Pigeons, dès qu'il fût arrivé à un certain âge (*a*).

On a vu d'autres Médecins, non moins eſtimés que Curtius, des Théologiens, des Juriſconſultes habiles, qui négligeant ce précepte de Médecine,

(*a*) Cardan, *de Sanit. tuenda*, III. 167.

qui n'eſt pas commun à la vérité, infecterent leur corps de Scorbut, par l'uſage immodéré des bouillons trop ſubſtantieux, des œufs, des pâtes, & autres alimens animaux, ou des végétaux ſecs & conſervés, ſans jamais ſonger à corriger ce pernicieux genre de vie par le mélange de ſalades, d'autres herbages, ou de fruits.

Il eſt plus naturel de ſuppoſer que ce fut-là la véritable cauſe de l'Eléphantiaſis, ſi commune en Egypte, que de l'attribuer, comme a fait Lucrece (*a*), à cette quantité de ſemences répandues dans l'air ennemi. Les horribles ſymptômes de cette maladie, qu'Arethée a décrits d'une maniere à faire juger de ſon ſçavoir dans la Médecine (*b*) [60], dénotent aſſez que l'Eléphantiaſis des Anciens n'étoit autre choſe qu'une eſpece de Scorbut invétéré. On peut également donner ce

---

(*a*) Lucrece VI. 1112.

(*b*) Arethée, dans ſon Ouvrage *des ſignes & des cauſes des maladies*.

nom-là à ces ulceres de la bouche, dont le même Arethée fait ailleurs la deſcription (*a*), & qu'il appelle Egyptiens & Syriaques, parce qu'ils étoient fort communs dans ces pays-là.

Galien (*b*), qui paroît avoir ſuivi exactement cette maladie, ayant obſervé qu'elle étoit preſqu'inconnue dans les climats les plus Méridionaux de l'Europe, & ſur-tout dans les pays où l'on vivoit de laitage, & qu'elle étoit, au contraire, fort commune à Alexandrie, en attribue la cauſe, avec raiſon, à la nourriture de ce Peuple, qui conſiſtoit en légumes ſecs de la plus mauvaiſe eſpece, en pâtes, en fromages ſecs, en Poiſſons, Colimaçons, Serpens, en chair d'Aſne, de Chameaux, & généralement toutes ſortes de viandes ſalées. A quoi il faut ajouter (*c*), que les riches de ce pays-là avoient chez eux des endroits deſtinés

(*a*) Liv. I. chap. 9.
(*b*) *Ad Glaucon.*
(*c*) Aulus Irtius, *de bello Alexand.*

à conſerver & à purifier l'eau du Nil, au lieu que le Peuple étoit obligé de la boire toute bourbeuſe [61]. D'ailleurs le terrein y étant aride & ſalé, les herbages n'y pouvoient être arroſés qu'avec beaucoup de ſoin & de dépenſe (*a*), toutes ces raiſons doivent nous perſuader que l'Eléphantiaſis n'étoit produite que par une longue abſtinence de végétaux frais.

On peut juger de-là combien convenoit à cette maladie la méthode de Démocrite, qui conſiſtoit dans une ſimple décoction d'herbes (*b*); ou celle de Celſe (*c*), dans la privation de tout ce qui eſt gras & glutineux, & capable de gonfler, c'eſt-à-dire, dur & difficile à ſe diviſer, qualités préciſément oppoſées à celles du Régime végétal; ou bien celle d'Arethée (*d*), dans les fruits fraîchement cueillis des

(*a*) *De Medic. Ægypt. pag.* 16.
(*b*) Cel. Aurel. Morb. *Chronic. IV.* 1.
(*c*) Celſe III. 25. *Cibus ſine pinguibus, ſine glutinoſis, ſine inflantibus.*
(*d*) Arethée, *Curat. diutur. II.* 13.

arbres, avec quelques herbes ou racines, & une copieuse dose de lait pur ou mêlé avec beaucoup d'eau ; ou, enfin, celle de Galien dans le petit-lait & plusieurs herbages insipides. Il est vrai que ces différentes méthodes sont comme la plûpart des médicamens des Anciens, même ceux que nous estimons le plus, mêlés avec beaucoup d'autres remedes faux & contraires, tel que la chair de Vipere, éternel & pernicieux instrument de la charlatanerie [62]. Mais il faut convenir aussi que cette partie de la Médecine exigeant les connoissances les plus exactes, nous sommes plus à portée d'en juger sainement par les progrès que l'on a faits depuis dans les Sciences.

Nous lisons dans Arethée (*a*) que quelques Eléphantiaques, qui avoient été abandonnés, selon l'usage de ces temps-là, dans des montagnes & dans des déserts, par la crainte & l'horreur qu'inspiroit ce mal contagieux, y

(*a*) *De caussis & signis Diutur. II.* 13.

furent retrouvés pleins de vie & sains quelque temps après. Rien ne prouve mieux que l'Eléphantiasis étoit de nature scorbutique ; car il ne faut pas supposer qu'un tel changement leur fût arrivé pour s'être nourris de Viperes, comme se l'imaginoit le Vulgaire, mais pour s'être entierement abstenus de viandes, & pour avoir continuellement vêcu d'herbages.

Après des preuves aussi convainquantes de la vertu & des propriétés de la nourriture végétale, rien ne sçauroit justifier la prévention qu'on voit régner généralement parmi nous contre ce genre d'alimens : ce préjugé paroît d'autant plus extraordinaire, qu'indépendamment de la fertilité de notre terrein qui rend les herbages & les fruits si communs dans ce pays-ci, même le Peuple, naturellement pauvre, y est moins adonné à la viande qu'ailleurs.

Après tout, les alimens végétaux ne sont point si rebutans : l'expérience nous fait voir, au contraire, que rien n'eſt propre à rendre le goût fin & délicat, comme de s'abſtenir pendant quelque temps du vin & des mets ſucculens. Les houpes nerveuſes de la langue & du palais ſont moins oppreſſées, & leur action moins troublée par la quantité de corpuſcules ſavoureux, dont abondent les viandes, les aromates, & les matieres dures & huileuſes.

Et quand même les ſens s'y trouveroient moins flattés, la ſanté influe ſi eſſentiellement ſur tous les plaiſirs de la vie, & la tempérance Pythagoricienne eſt tellement propre à maintenir la ſanté & à prolonger la vie, qu'il n'eſt point d'homme ſenſuel un peu éclairé, qui ne ſoit porté à ſacrifier quelques momens de ſatisfaction à une conſidération auſſi importante. Tel fut dans le fonds la maniere de vivre & de penſer de ce Grec fameux [63], dont les principes mal interprêtés furent attribués par le Vulgaire à une extravagante ſenſualité (*a*).

(*a*) Laerce X. 11.

Bien des gens s'abstiennent des végétaux dans la crainte qu'ils ne puissent trop affoiblir le corps & par conséquent énerver l'esprit & amollir le courage. Il est vrai que Pythagore conseille à un champion de ses Concitoyens (*a*) de se nourrir de viande pour acquérir plus de force ; ce qui lui réussit, en effet, si bien [64], que l'on changea depuis la nourriture des Athletes, qui consistoit auparavant en Figues séches, en fromages, en grains, en légumes, & autres matieres acides végétales. Du moins, c'est de ce Philosophe que Diogene Laerce & Favorinus ont voulu parler ; car il ne paroit pas que l'opinion superstitieuse des ames, dont nous l'avons suffisamment justifié, soit une raison de supposer qu'il y ait eu un autre Pythagore [65].

Mais je répondrai à cela qu'il y a une grande différence de la force Athlétique à la véritable vigueur. Celle-

---

(*a*) Laerce VIII. 12. & 44.

ci naît d'un tempéramment ſain & d'une vie réglée, & l'autre n'étoit que l'effet d'une groſſeur de corps artificielle produite par une nourriture forcée de viandes les plus ſubſtantieuſes, & d'alimens durs & huileux, ſans aucun mélange d'eau, ni d'herbages (*a*). Mais une telle vigueur, quoiqu'entretenue par des exercices continuels qui furent réduits chez les Anciens à un art particulier, bien loin d'être réputée ſaine & naturelle, étoit, au contraire, regardée comme une diſpoſition prochaine à une infinité de maladies très-dangereuſes; & Hypocrate conſeilloit judicieuſement à ceux qui n'étant pas Athletes de profeſſion, ne laiſſoient pas de vivre comme eux, de s'attacher à détruire promptement la vigueur artificielle de leur corps par l'abſtinence & par les opérations de la Médecine.

Platon obſerve (*b*) qu'ils étoient

(*a*) *Merc. Gymn. L. XV. Fabro Agon. III.* 1.
(*b*) *De Republ. Lib. III. pag.* 404. *ed. n.* 5.

plongés dans un assoupissement continuel passant la plus grande partie de leur vie à dormir, & exposés de moment à autre à quelque maladie violente & imprévue.

Galien détaille plus au long (*a*) les accidens auxquels étoient communément sujets ces insensés, qui par des excès d'une bravoure mal-entendue sacrifioient leur santé au divertissement des autres. Plusieurs d'entre eux perdoient tout-à-coup l'usage de la parole & demeuroient sans connoissance & sans mouvement. Quelquefois accablés par leur propre masse, suffoqués par leur plénitude même, ils étoient subitement frappés d'apoplexie, ou ils périssoient par quelque hémorragie.

Ces accidens ne sont pas moins fréquens parmi nous, sur-tout dans les personnes extrêmement replettes, qui mangent avec excès des viandes substantieuses, sans aucun mélange de

(*a*) Liv. II. chap. 18.

végétaux.

végétaux. Un genre de vie de cette nature dérange immanquablement dans ces corps-là l'équilibre qui est si nécessaire e ntre la masse des humeurs qui se meuvent du cœur aux parties, & celles qui retournent des parties au cœur. Ces personnes-là sont de plus particulierement sujettes à l'hydropisie.

C'est donc, comme dit Celse (*a*), parce que les alimens végétaux sont d'une matiere très-foible & d'une nourriture très-légere qu'ils doivent composer la meilleure partie de nos alimens.

La santé produit la véritable vigueur du corps, & la vigueur jointe à un jugement sain dans l'homme maître de ses passions, produit à son tour la véritable valeur. Ainsi on a anciennement vu des Nations extrêmement belliqueuses ne vivre que d'herbages & de fruits; & si la tempérance Pythagoricienne étoit propre à étouffer le germe

---

(*a*) *Ad Thrasyb. cap.* 37.

des vertus dans ceux qui la pratiquent ; on n'eut point vu ſortir de l'Ecole de ce Philoſophe une infinité de perſonnages, non moins célebres par leur valeur que par la force de leur corps. Parmi les grands Hommes, que les Hiſtoires Grecques & Romaines mettent au nombre des Sectateurs de Pythagore, Epaminondas, ce fameux chef des Thébains, doit être regardé, avec raiſon, comme le modele de toutes les vertus (*a*).

Les Romains étoient tellement perſuadés de l'utilité & de l'excellence de la nourriture végétale, que ſans parler de pluſieurs illuſtres Citoyens qui s'y conformerent volontairement parmi eux, ils l'établirent dans leur Gouvernement par des Réglemens particuliers (*b*). Telles furent la Loi Licinia & la Loi Fannia (*c*), qui limitoient ſi conſidérablement la quantité de

---

(*a*) *Diod. except. I. VI. Nep. vita Epam. Ath. X.*
(*b*) *Gelle II. 24. Macrob. II. 24.*
(*c*) *De Fannit. Athen. Lib. VI. 21.*

viandes dont il étoit permis de se nourrir, & laissoient une entiere liberté pour tous les alimens qui se recueillent de la terre.

Quelques-uns de leurs Empereurs mêmes ne dédaignerent pas d'observer cette sage méthode, se conformant en cela au sentiment des Philosophes & des Médecins les plus éclairés de leur temps. C'est par l'usage de la Laituë qu'Antonius Musa opéra cette célebre guérison d'Auguste (*a*), pour laquelle il fut honoré d'une statue publique à Rome [66]. C'est d'après les Conseils de ce sage Médecin, que ce grand Prince se soumit sans peine au Régime simple & frugal de Pythagore, Régime qui consistoit en du pain trempé dans l'eau froide & des Grenades (*b*).

Nous lisons également dans plusieurs endroits des admirables Poësies d'Horace, que cet aimable & judicieux

(*a*) Pline, Liv. XIX. dit : *Divus certè Augustus Lactuca conservatus, in ægritudne prudentiâ Musæ Medici fertur.*

(*b*.) *Suet. cap. 76. & 77.*

Poëte pratiquoit la tempérance Pythagoricienne, apparemment de l'avis du même Musa, qui étoit son Médecin. On remarque la même façon de penser dans tous les Auteurs Latins, qui ont eu quelque connoissance de la Physique. Galien & Plutarque sont exprès là-dessus : ce dernier sur-tout a relevé plus fortement que personne les inconvéniens de la nourriture animale dans ses préceptes de santé, & dans ses discours sur l'usage de la viande.

Mais sans recourir à des temps si reculés, ne voit-on pas de même aujourd'hui bien des personnes recommandables par l'esprit, la force & la valeur, ne vivre que d'herbages & de fruits? Il y a même encore dans quelques montagnes de l'Europe des Peuples qui n'ont jamais pu être domptés, dont la nourriture consiste en des herbages & du lait. Personne n'ignore que les Japonnois, cette Nation qui ne craint ni le danger ni la mort, ne mangent d'aucune sorte de viandes. Ces exemples, sans une infinité d'autres qu'il ſeroit trop long de rapporter, doivent nous perſuader qu'une grande tempérance peut très-bien s'allier avec beaucoup de force & de valeur.

Il n'y a aucun lieu de douter, par tout ce que nous avons dit juſqu'ici, que les alimens végétaux ne ſoient le ſeul genre de nourriture qui convienne à la ſanté. Cependant telle eſt l'indifférence de la plûpart des hommes pour les choſes mêmes qui intéreſſent le plus leur propre conſervation; tel eſt l'aſcendant que les ſens conſervent ſur la raiſon, qu'on ne craint point de ſe livrer avec excès à l'uſage du vin, de la viande, & des plus pernicieux alimens. Cet abus m'a toujours paru d'une conſéquence ſi dangereuſe pour la Société, il a fait dans ce pays-ci ſur-tout de ſi grands progrès, que j'ai cru devoir le combattre par toutes les raiſons que m'ont ſuggérées les foibles lumieres que j'ai acquiſes par l'expérience, par l'étude de la nature, & par la fréquentation des grands Hommes. Et comme le fruit de mon zèle a mérité le suffrage de quelques Médecins éclairés, je me suis déterminé à faire part de mes réflexions au Public, & à exposer les motifs qui me portent à croire que le Régime de Pythagore est bon & sain par lui-même, & entierement conforme aux régles les plus exactes de la Médecine.

Je dis plus ; il est propre à satisfaire notre goût d'une maniere délicate, agréable, & même recherchée, si par un choix autant curieux qu'utile, on veut donner ses soins à la culture des meilleurs alimens frais végétaux, à laquelle la fertilité & la disposition naturelle de nos campagnes semblent nous inviter.

Je me suis flatté qu'un tel sujet ne pouvoit manquer de plaire aux Connoisseurs par sa nouveauté, n'y ayant aucun Ouvrage à ma connoissance qui traite uniquement de cette matiere, & où l'on aie entrepris d'en développer exactement l'origine & les progrès.

J'ai eu également en vue de prouver que Pythagore, auteur du Régime frais végétal, fut grand Phyſicien, grand Médecin, & qu'il réunit toutes les qualités d'un homme poli & d'un Philoſophe aimable; que ce n'eſt point par extravagance, ni par aucun motif de ſuperſtition, qu'il propoſa ſon ſyſtême, puiſqu'il ne ſe faiſoit point ſcrupule de le varier ſelon les occaſions, par le mélange de quelques alimens animaux, mais uniquement dans la vue de rendre les hommes heureux, en leur preſcrivant les moyens d'acquérir la ſanté, de la conſerver, & de régler leurs mœurs par le ſecours de la tempérance.

Mon but enfin a été de démontrer que ce Régime, conſidéré comme faiſant partie de la Médecine, eſt très-propre à prévenir, à guérir, ou du moins à adoucir certaines infirmités, ſouvent très-fâcheuſes & très-rébelles, ainſi qu'on peut en juger par l'expérience qui en a été faite de nos jours, depuis qu'il a été remis en uſage dans nos Ecoles de Médecine les plus éclairées.

On ſent, par tout ce que je viens de dire, combien influeront ſur la conſervation publique ceux qui poſſédent parmi nous des magnifiques maiſons de campagne qui ornent agréablement les plaines & les collines de la Toſcane, ſi, à l'exemple des Romains, ils font conſiſter une partie de leur gloire à introduire de nouvelles eſpeces de fruits & d'herbages, & à les cultiver bien ſoigneuſement, afin que le Peuple puiſſe de ſon côté jouir du fruit de leur opulence & de leur ſageſſe.

FIN.

NOTES

DU TRADUCTEUR.

[1] L'Obscurité qui régne ſur les premiers ſiecles de la Grece, ne permet pas de déterminer premierement le tems où Pytagore a commencé à paroître : les Auteurs anciens qui font mention de ce Philoſophe placent l'époque de ſa naiſſance, les uns ſous Numa, les autres ſous Servius Tullius, d'autres enfin ſous Tarquin le Superbe.

On remarque la même diverſité de ſentimens parmi les Modernes. M. Dodwel (*a*) dans une diſſertation ſçavante qu'il a faite ſur le ſiecle de Pythagore, où il a raſſemblé, rapproché & comparé tous les faits qui ont trait à l'hiſtoire de ce tems-là, à prétendu que ce Philoſophe étoit né dans la cinquante-cinquiéme Olympiade, c'eſt-à-dire cinq cent ſoixante-neuf ans avant J. C. mais ce ſentiment a été fortement combattu par M. Lloid, ancien Evêque de S. Aſaph, & par le Docteur Bentley, qui ont ſoutenu de leur côté que Pythagore étoit né vers le milieu de la quarante-troiſiéme Olympiade, ou trois cent trente-trois ans avant

(*a*) Doduellius de ætate Pythagore.

l'Ere chrétienne. Je laiſſe à ceux qui ont fait une étude particuliere de la Chronologie ancienne à juger laquelle de ces opinions eſt la mieux fondée.

[2] Le ſiecle qui produiſit Pythagore a vû naître également Herodote & Thucydide, les deux plus anciens Hiſtoriens qui ſoient venus à notre connoiſſance, il avoit paru à la vérité en différens tems dans la Grece pluſieurs Hiſtoriens avant ces deux Auteurs. Suidas & Joſeph font mention d'un Arceſilans d'Argos, d'Eumelus de Corinthe, d'Archilochus, Theagene, Ariſtée, Hecaté, Hellanicus & Caron de Lampſaque. Mais ſi on en croit Thucidide même, tous ces Hiſtoriens, la plûpart Poëtes, s'étoient bien moins attachés à recueillir des faits authentiques & vrai-ſemblables, qu'ils ne s'étoient livrés à toutes ſortes d'idées Poëtiques & aux traditions vagues & populaires qui couroient de leur tems.

Ainſi c'eſt Herodote qui a donné le premier une forme réguliere à l'Hiſtoire, qui en a banni les récits Poëtiques & fabuleux, qui l'a rendue intéreſſante par la maniere claire & élégante d'expoſer les faits, par les traits de morale qu'il y a répandus, par la nobleſſe & la vérité de ſes caracteres, qui l'a en un mot portée à ce dégré de perfection que peu d'Hiſtoriens ont atteint après lui, quoiqu'on pût lui reprocher de n'être pas tout-à-fait exemt d'un certain goût pour le merveilleux & d'éxagération pour les vertus, & les actions de ses Héros.

[3] Diogene Laerce fait mention de trois livres attribués à Pythagore concernant la morale, la politique & la physique. Mais l'opinion la plus commune est qu'il n'a jamais rien écrit. Quelques Gentils ayant demandé à Saint Augustin pourquoi il ne paroissoit aucun Ouvrage de J. C. ce Saint Docteur se contenta de leur répondre que Pythagore qui avoit surpassé en lumieres & en sagesse tous les Philosophes de l'antiquité n'avoit de même rien laissé après lui.

Quoi qu'il en soit, dit Vossius, il ne nous reste rien de ce grand homme; nous ne pouvons juger de de sa doctrine que par les écrits de ses Disciples, par ce que nous en ont appris ses Historiens, & par ses dogmes ou préceptes qui se trouvent répandus dans Ciceron, dans Plutarque, Aulugelle, Justin & quelques autres Auteurs.

Diogene Laerce, Jamblique & Porphire sont les seuls Historiens de la vie de Pythagore qui soient parvenus jusqu'à nous. Mais si on trouve dans ces Auteurs bien des particularités concernant les opinions & les principales actions de ce Philosophe qu'on ne voit point ailleurs, on ne peut gueres s'assurer d'y trouver toute la fidélité qu'éxige naturellement l'histoire.

Laerce, Jamblique & Porphire vivoient dans les premiers tems du Christianisme. Ils ont puisé en partie ce qu'ils racontent de Pythagore dans Aristoxene, Dicearque & Hermippus qui avoient écrit la vie de ce Philosophe 200 ans après sa mort au tems d'Aristote dont ils étoient Disciples, & il est à présumer qu'Aristoxene & les autres n'auront eu que des notions bien incertaines sur Pythagore, parce qu'il ne subsistoit aucun monument des actions de ce grand homme dans les différens pays où il avoit passé une partie de sa vie, & que les Bibliotheques qu'ils étoient à portée de consulter ne renfermoient encore des Auteurs qui avoient écrit du tems de Pythagore que les Poëtes, & nullement les Historiens.

[4] Pythagore, dit un ancien Ecrivain, se promenoit un jour sur le rivage de la mer avec quelques-uns de ses amis, lorsqu'appercevant un Vaisseau prêt à rentrer dans le Port, l'un d'eux s'avisa de dire qu'il se croiroit bien riche s'il possédoit la charge de ce Vaisseau. Vous ne le seriez point tant que vous le pensez, lui répondit Pythagore; car vous n'auriez en votre pouvoir qu'un mort. C'étoit en effet le corps d'un homme de qualité mort hors de son Pays, & qu'on rapportoit pour être mis dans le Tombeau de ses Ancêtres.

D'autres disent qu'on voyoit venir un Aigle lui parler & s'en retourner exécuter ſes ordres ; qu'il parut un jour en public ſous la figure d'Appollon avec une cuiſſe d'or ; qu'il avoit la vertu de ſe reproduire, d'appaiſer les tempêtes, de chaſſer la peſte, &c. Mais tous ces bruits n'ont d'autre fondement que la prévention générale où l'on étoit en faveur de ce Philoſophe, prévention qui portoit à croire que le fond qui renfermoit tant de lumieres & de vertus, ne pouvoit produire que les choſes les plus extraordinaires ; mais les Auteurs un peu ſenſés ont apprécié ces opinions à leur juſte valeur; & ſi Porphire & Jamblique ont paru croire aux enchantemens de Pythagore, ce n'eſt pas tant par un eſprit de ſuperſtition & d'ignorance, que pour avoir lieu d'oppoſer aux Chrétiens, dont les Miracles faiſoient déja beaucoup de bruit, un Adverſaire dans ce Philoſophe Payen, non moins capable qu'eux d'opérer les plus grandes merveilles.

[5] Sans m'arrêter à cette diſtribution de la ſcience humaine, que le Chancelier Bacon & les Auteurs de l'Encyclopedie ont diviſée en Poëſie, Hiſtoire & Philoſophie, relativement aux trois facultés de l'eſprit, l'imagination, la mémoire & la raiſon, je me contenterai de jetter un coup d'œil ſur l'état des connoiſſances des Grecs avant Pythagore.

La Poëſie, l'Eloquence, la Morale & la Politique étoient les ſeuls genres de ſçavoir qu'ils euſſent encore cultivés.

La Poësie dont le langage fut consacré dans les premiers tems de la Grece à chanter les louanges des Dieux, & à célébrer les actions des grands hommes s'étendit dans la suite à tous leurs genres de savoir, Histoire, Mythologie, Morale, Politique, tout fut de son ressort. Il ne nous est pas permis de juger du mérite des premiers Poëtes Grecs, Linus, Orphée, Amphion, Musée, Thrax, Eumolpe, &c. dont l'Histoire ne nous a conservé que les noms. Mais il est à présumer que chez un Peuple libre, dont l'imagination étoit vive & féconde, un genre d'écrire aussi exercé aura dû produire d'excellens Auteurs. Les Ouvrages d'Homere & d'Hésiode, les seuls qui soient venus jusqu'à nous de tous les Poëtes qui ont fleuri dans ces tems reculés, témoignent assez à quel dégré de perfection la Poësie avoit été portée avant le siecle de Pythagore.

L'éloquence avoit pareillement été cultivée avec succès dans la Grece avant ce Philosophe. Il n'est pas étonnant que dans un état composé de différentes Républiques où le talent de la parole étoit la voie la plus sûre pour parvenir à l'autorité, cet Art n'ait fait de grands progrès. Il est inutile d'aller chercher dans l'Histoire les noms des Orateurs qui se sont le plus distingués dans les premiers siécles de la Grece. Il me suffira de dire avec Plutarque, que Solon, Législateur d'Athènes, antérieur à Pythagore de quelques années ne se rendit pas moins célébre par ſon éloquence que par la ſageſſe de ſes Loix.

Les Grecs n'avoient pas non plus négligé entierement la Morale ; leur Mythologie, quoique remplie d'abſurdités, ne laiſſe pas de renfermer d'excellentes inſtructions. Eſope, comme chacun ſçait, ſe ſervit avec ſuccès du voile ingénieux de l'Apologue pour éclairer & conduire le peuple. Mais la Morale d'Eſope, & de tous ceux qui l'ont précédé, conſiſtoit en des Sentences & des Maximes détachées ; Socrate eſt le premier qui ait réduit cette Science en Art & en principes, auſſi eſt-il appellé communément le pere de la morale.

La Politique eſt celle de toutes les connoiſſances à laquelle les Grecs s'étoient le plus attachés. C'eſt à cette ſcience qui a pour objet de régler les devoirs de l'homme en ſociété, que cette Nation fut redevable de ſes Loix, que l'on peut regarder avec raiſon comme la ſource des grandes actions qui la diſtinguerent des autres Peuples. Elle devint dans la ſuite l'étude principale des ſept Sages de la Grece, qui n'ont dû leur réputation qu'à leur habileté dans le Gouvernement, & généralement de tous ceux que le mérite ou la naiſſance appelloient à l'adminiſtration des affaires publiques.

Voilà où réduiſoit tout le ſçavoir des Grecs avant Pythagore. Ce Philoſophe, & Thalés ſon contemporain, leur enſeignerent les premiers Elémens de la Physique & des Mathématiques. Thalés, comme on sçait, fonda à Milet la Secte Jonique, & Pythagore qui vint s'établir dans la grande Grece y donna naissance à la Secte Italique, qui devint dans la suite l'Ecole la plus florissante qui ait jamais été.

[6] On rapporte communément l'origine de la Géométrie à la nécessité où se trouverent les Egyptiens, d'observer chaque année les accroissemens & les diminutions du Nil pour partager avec plus d'égalité les impositions & le produit de leurs Terres. Mais si c'est aux Egyptiens que l'on est redevable des premiers principes de la Géométrie, il paroît qu'ils ne l'avoient pas poussée, non plus que les autres Sciences, au-delà des choses d'usage.

En effet, Thalés, si on en croit Proclus, leur apprit à mesurer la hauteur de leurs Pyramides en comparant l'ombre qu'elles jettent à midi avec celle que jette un corps exactement connu & mesuré, & cette expérience donna lieu à la sixiéme proposition d'Euclide.

Quoiqu'on ne puisse pas dire précisément jusqu'où Pythagore a poussé la Géométrie, on ne sçauroit disconvenir qu'il n'ait beaucoup contribué à la perfectionner; chacun sçait que c'est Pythagore qui a trouvé que le quarré de l'hypotenuse d'un triangle rectangle est égal aux quarrés des deux côtés opposés.

Cette

Cette découverte, toute simple qu'elle nous paroît aujourd'hui, suppose néanmoins des notions antérieures de la Géométrie, qui font d'autant plus d'honneur à ce Philosophe, qu'il les devoit uniquement à son génie.

[7] Pythagore étoit tellement persuadé que la nature des nombres étoit répandue dans l'univers, qu'il prétendoit expliquer par l'Arithmétique les principes & la création de tous les Etres ; cette science lui fut d'un grand secours pour découvrir les rapports & les propriétés des Corps. C'est dans ce sens là qu'il faut entendre qu'il se servoit de l'arithmétique connu du calcul universel & analytique ; car l'analyse de Anciens n'étoit probablement que cette branche de l'arithmétique universelle que nous appellons synthese, par le moyen de laquelle des premieres & des plus simples propriétés connues d'un sujet, on parvient peu à peu à en découvrir de nouvelles, & ainsi successivement jusqu'à l'infini. C'est à cette méthode pénible & incertaine que les anciens Géométres doivent apparemment leurs découvertes. Lorsqu'ils ont trouvé ; dit un Mathématicien de nos jours ; cette admirable propriété du triangle rectangle, que le quarré opposé à l'angle droit est égal aux quarrés des deux autres. Ils ne pensoient peut-être simplement qu'à découvrir de nouvelles propriétés

du triangle, celle-là s'eſt préſentée à leur eſprit.

[8] Ariſtote, Plutarque, & Diogene Laerce nous ont laiſſé de Pythagore l'idée d'un des plus grands Phyſiciens de l'antiquité; il n'eſt cependant guères poſſible de juger de ſes progres dans cette partie de la Philoſophie, ni d'aſſurer que les Ouvrages de Phyſique qu'on lui a attribués étoient de lui; car il a été un tems où les Diſciples des Philoſophes faiſoient honneur à leurs Maîtres de leurs propres écrits. Cet uſage leur étoit venu d'Egypte, où lorſqu'un Ouvrage paroiſſoit digne d'être conſervé, on l'écrivoit ſur des colomnes ſous le nom d'Hermès ou de Mercure à qui ils étoient attribués.

Mais cette coutume, quand même elle auroit ſubſiſté du temps de Pythagore ne fait aucun tort à la gloire de ce Philoſophe; car on aſſure que ſes premiers Diſciples juſqu'à Empedocles étoient tellement prévenus en faveur de leur Maître qu'ils regardoient ſes paroles comme les Oracles d'un Dieu, croyant avoir ſatisfait à toutes les objections qu'on leur faiſoit par ce mot: *le Maître l'a dit.*

N'oublions pas de dire en faveur de Pythagore que ce que la plûpart des Philoſophes qui ſont venus aprés ont enſeigné de plus raiſonnable en matiere de Phyſique, ils l'ont puiſé dans les écrits des Pythagoriciens qui paſſoient pour avoir plus approfondi que les autres la ſcience de la nature, ſoit qu'ils y fuſſent parvenus par la diſpoſition naturelle de leur eſprit, ſoit que leur méthode d'étudier leur donnât cet avantage.

[9] Des trois branches de l'Hiſtoire Naturelle, la Mineralogie, la Zoologie ou connoiſſance des Animaux, & la Botanique, il paroit que Pythagore s'étoit plus particulierement adonné à l'étude de cette derniere ſcience. On étoit perſuadé anciennement que la connoiſſance des Simples renfermoit tous les ſecrets de la Médecine. Mais ſi la Médecine ne lui doit pas ſon origine, on ne ſçauroit diſconvenir du moins qu'elle n'en ait tiré de grands ſecours.

Pour ce qui eſt des lumieres de Pythagore dans cette partie de l'Hiſtoire Naturelle, il y a tout lieu de croire qu'elles devoient être fort bornées puiſque du tems de Théophraſte, qui vivoit deux cens ans après Pythagore, on ne connoiſſoit encore qu'environ ſix cens Plantes, au lieu qu'on en compte aujourd'hui plus de neuf mille dans la Botanique.

[10] A en juger par la maniere figurée & ſymbolique dont quelques Philoſophes anciens ont expoſé leur Doctrine, on ſeroit tenté de croire qu'ils n'avoient cherché la vérité que

pour eux & pour leurs Disciples ; la Philosophie des Egyptiens, les Sentences de Zoroastre, les Hymnes d'Orphée, les Symboles de Pythagore donnent lieu par leur obscurité à une infinité de conjectures aussi peu vraisemblables les unes que les autres.

Cette maniere de voiler la vérité, n'est peut-être qu'un effet de l'idée où l'on étoit anciennement, que c'étoit la profaner que de l'exposer toute nue aux yeux du vulgaire. Cependant certains Auteurs l'ont attribué à un principe secret d'orgueil & de jalousie, dont les plus grands hommes ont à la vérité quelquefois bien de la peine à se défendre ; ces Philosophes, à les entendre, en communiquant leurs lumieres au reste des hommes, eussent craint de s'égaler à eux ; ils eussent cessé de jouir des hommages que fait naître l'admiration : ils sacrifioient ainsi la gloire d'instruire les autres au plaisir de s'en voir honorés.

D'autres plus injustes encore ont mieux aimé jetter du ridicule sur la Doctrine de Pythagore, & en trouver le fond vicieux & dangereux, que de convenir qu'ils n'avoient sçû en démêler le véritable sens.

Il est vrai qu'il n'en est pas de la Morale comme de la Politique dont il n'est pas permis de dévoiler les mystéres, ni comme des Sciences sublimes qui ont un langage particulier qui n'est pas celui du peuple. La morale est la science de tous les hommes ; elle n'admet ni obſcurité ni équivoque. Il faut que les vérités qu'elle préſente ſoient préciſes & frappantes, pour que les eſprits mêmes les plus groſſiers puiſſent également y atteindre.

Il n'eſt pas douteux qu'on ne ſçauroit s'écarter de ces régles ſans manquer le but de l'inſtruction morale. Mais ce n'eſt pas encore là une raiſon pour condamner Pythagore. Pour peu que l'on veuille recourir à l'Hiſtoire, on trouvera que l'obſcurité qu'on lui reproche appartient toute au tems où vivoit ce Philoſophe : le ſtyle de l'allégorie étoit le ſeul en uſage parmi les Sçavans : le goût pour les Enigmes avoit gagné même juſques dans les Cours des plus grands Princes, qui s'envoyoient réciproquement des problêmes à réſoudre.

Il ſeroit d'ailleurs bien difficile de concilier des principes vicieux avec les grandes choſes que l'on dit que Pythagore exécuta dans la grande Grece & dans la Sicile, où par la force de ſes inſtructions, il vint à bout de délivrer pluſieurs Villes du joug de la ſervitude, d'appaiſer des ſéditions dans quelques autres, de rétablir l'union & le calme dans les familles, d'adoucir le caractere de différens peuples, enfin de plier à la vertu le cœur des Tyrans même.

[11] Ce ſentiment fait d'autant plus d'honneur à la ſagacité de Pythagore, que la plûpart des Phyſiciens anciens n'ont eu que de

fausses idées sur la nature des Cometes. Les uns ont prétendu que les Cometes n'étoient autre chose qu'un amas prodigieux d'étoiles imperceptibles qu'ils admettoient indépendamment des autres corps célestes, & auxquels ils supposoient des mouvemens propres, & des périodes plus ou moins longues. Et Aristote d'ailleurs si éclairé en matiere de Physique, les a regardées comme des feux produits par des exhalaisons de la Terre : si quelque chose peut excuser une aussi grande absurdité, c'est qu'on n'étoit point encore dans l'usage du tems d'Aristote, de se communiquer les observations Astronomiques. Si ce Philosophe avoit sçu que les Cometes étoient en même-tems apperçues des Régions les plus éloignées de la Terre, il se seroit gardé de les confondre avec les Météores, qui se formant dans l'Atmosphere Terrestre, ne sçauroient être vûes qu'à une très-petite distance.

Ou si, comme les Physiciens modernes, il avoit sçu mesurer la distance qu'il y a de la Terre aux Cometes, il auroit trouvé que leur paralaxe étant tout-à-fait insensible, il falloit nécessairement qu'elles fussent placées au-dessus de la Lune dont la paralaxe est sensible.

[12] Pythagore pensoit qu'il y a une harmonie déterminée, non-seulement dans tous les corps Célestes, mais dans toutes les parties qui composent l'Univers, & que si les hommes

n'entendoient pas cette harmonie, c'eſt que leurs ſens étoient tellement dégénérés, qu'il ne leur étoit plus poſſible de juger ſainement des choſes.

C'eſt en conſéquence de ce ſyſtême qu'il prétendoit que les hommes ne peuvent ſe flatter d'atteindre à la perfection dont les Sciences ſont ſuſceptibles, qu'autant qu'ils viendront à bout de ſubſtituer le jugement de la raiſon au témoignage infidéle des ſens.

[13] Il eſt à préſumer que l'Auteur a entendu par-là que Pythagore avoit reconnu que Veſper & Phoſphore ou Lucifer n'étoient qu'une même Etoile ; car il n'eſt pas naturel que ce Philoſophe ait apperçu Vénus avec ſes phaſes ; c'eſt-à-dire, tantôt pleine, tantôt en quartier & en croiſſant. Ce n'eſt qu'à l'invention du Teleſcope que les Aſtronomes modernes doivent cette obſervation, d'après laquelle ils ont pû aſſurer que Vénus tourne autour du Soleil & qu'elle en emprunte ſa lumiere.

[14] Si Thalès eſt le premier qui ait obſervé les Eclipſes de Lune, il aura dû naturellement reconnoître avant Pythagore que la Terre étoit de figure ſphérique ; mais ce qui n'étoit encore qu'une ſimple conjecture pour ces Philoſophes, eſt devenu pour les Modernes une vérité dont il n'eſt plus permis de douter. Il faut auſſi con-

venir que les obſervations qui ont été faites depuis les Anciens dans les différens endroits de la ſurface de la Terre, nous ont donné ſur eux l'avantage de pouvoir en déterminer plus ſûrement la figure, indépendamment d'une plus grande quantité d'Eclipſes, pendant leſquelles nous avons pû remarquer que de quelque côté que la Lune entre dans l'ombre de la Terre, la partie éclipſée paroît toujours circulaire.

[15] Il y a dans le Cabinet du Roi une autre Médaille de Pythagore frappée en l'honneur de Commode, où ce Philoſophe eſt repréſenté avec une baguette ſemblable à celle dont ſe ſervoient anciennement les Géométres pour tracer des figures ſur le ſable.

[16] La Secte Italique eſt de quelques années poſtérieure à la Secte Jonique. Elle a été ainſi nommée, parce que Pythagore a enſeigné dans cette partie de l'Italie, qu'on appelloit autrefois la grande Grece, qui comprenoit les Villes de Tarente, de Metapone, d'Heraclée, de Crotone & de Thurium; c'eſt à Crotone qu'il établit ſon ſéjour, attiré par la douceur du climat & par la bonté du terroir de cette Ville, d'ailleurs fort célebre en Italie.

[17] Empedocles étoit d'Agrigente, la plus floriſſante Ville de la Sicile après Syracuſe. Il

vivoit dans la ſoixante-quatorziémeOlympiade. La connoiſſance profonde que ce Philoſophe avoit de la nature, & la ſinguliere ſagacité de ſon eſprit l'ont fait paſſer pour un homme des plus extraordinaires : l'admiration que le peuple avoit pour lui alloit juſqu'à la ſuperſtition. Entr'autres prodiges que l'on raconte d'Empedocles, on lui attribue d'avoir ſçu détourner certains vents qui ravageoient les fruits de la campagne; d'avoir ſauvé par le moyen de la Muſique, un jeune homme prêt à rendre l'ame, dont il fit dans la ſuite ſon Diſciple ; & ce qui eſt encore plus difficile, d'avoir reſſuſcité une femme qui n'avoit donné pendant trente jours aucun ſigne de vie.

[18] Archytas, né à Tarente, étoit contemporain de Platon, à qui on prétend qu'il avoit dévoilé les myſtéres de la Philoſophie Pythagoricienne. Il ne ſe rendit pas moins célébre par ſes progrès dans les Sciences, que par ſa valeur & ſon habileté dans le Gouvernement. Les Emplois importans dont il avoit été chargé, & ſes differens voyages, ne l'empêcherent pas de cultiver la Philoſophie avec beaucoup d'application.

Vitruve parle avec admiration d'une Machine de l'invention d'Archytas, laquelle répréſentoit un pigeon, qui par le moyen de certains reſſorts pratiqués intérieurement, pouvoit ſe ſoutenir dans l'air & voler à une certaine diſtance.

[19] Philolaus étoit de Crotone, mais établi à Heraclée ; il vivoit, ainſi qu'Archytas, du tems de Platon. Il étoit grand Géométre, Muſicien, Arithméticien, & particulierement verſé dans l'Aſtronomie. Il enſeigna, vraiſemblablement d'après Pythagore ſon Maître, que le Ciel & les Etoiles ſont immobiles à notre égard, & que la terre emportée autour du Soleil avec les autres Planettes, tourne journellement ſur ſon axe.

[20] Pythagore devoit être en effet d'une beauté peu commune, s'il eſt vrai, comme l'aſſure Diogène Laerce, que quelques-uns de ſes Diſciples l'ont pris pour Appollon Hyperboréen. Il avoit l'air ſi majeſtueux & le regard ſi impoſant, qu'il portoit le trouble & la terreur dans l'ame de ceux qu'il reprenoit. Un jeune Pythagoricien qu'il avoit réprimandé en préſence de ſes condiſciples, ſortit tellement ſaiſi, qu'il alla ſe pendre chez lui de déſeſpoir. Depuis ce tems-là, ajoûte le même Hiſtorien, ce Philoſophe avoit l'attention de ne corriger ſes Diſciples qu'avec beaucoup de douceur & en particulier.

[21] Pythagore avoit étudié juſqu'à l'âge

de dix-huit ans ſous un certain Hermodamas & ſous les Prêtres de Samos. Mais les inſtructions qu'il en recevoit ne ſatisfaiſant point encore ſa curioſité, il réſolut d'aller chercher dans les Pays Etrangers les ſecours qu'il ne trouvoit point dans ſa patrie. Il ſe rendit d'abord à Syros où il prit des leçons de Pherecides, Philoſophe très-renommé. Il paſſa de-là à Milet où il ſe lia avec Thalès. De Milet, Pythagore alla en Egypte, où les Prêtres, qui étoient alors comme les Dépoſitaires du ſavoir des autres Nations, l'initierent à leurs myſteres. De l'Egypte où il avoit ſéjourné vingt-cinq ans, il pénétra dans la Chaldée, & il y conféra avec les Mages les plus célébres de Babylone. Enfin, après avoir parcouru différentes Contrées des plus renommées & les plus cultivées, il revint à Samos dans le deſſein d'y ouvrir une Ecole de Philoſophie : mais ne pouvant s'accommoder du ſéjour de cette Ville qui étoit tombée ſous la domination de Polycrate, il s'en bannit de lui-même, & vint s'établir en Italie où il finit ſes jours.

[22]Pythagore épouſa à Crotone Theano, fille d'un des principaux Magiſtrats de cette Ville. Il en eut une fille & deux fils : le dernier nommé Thelaugès, continua l'Ecole de ſon pere, & eut pour Diſciple le célébre Empedocles. Pythagore trouva dans ſa femme & dans ſa fille un eſprit propre aux Sciences & un naturel porté à la vertu. Il cultiva avec ſoin ces

heureuſes diſpoſitions. Elles devinrent l'une & l'autre par leur ſçavoir & leur piété l'exemple des Dames de Crotone.

[23] Le moyen que ce Philoſophe employa avec le plus de ſuccès pour entretenir la concorde parmi les Concitoyens, ce fut d'empêcher qu'ils ne s'élevaſſent au-deſſus les uns des autres. Il ne ceſſoit de leur repréſenter que rien n'eſt plus propre à entretenir la paix dans un Etat, & à prévenir la tyrannie, que l'égalité & l'union parmi les Citoyens, & une parfaite ſoumiſſion aux Loix.

[24] Il regardoit la juſtice comme le principal lien de la Société. Il vouloit qu'on ne la perdît pas un moment de vûe; & pour rendre ce précepte encore plus ſenſible à ſes Diſciples, il les obligeoit à ne point prendre leur repas, que le ſel, qui eſt regardé comme le ſymbole de cette vertu, ne fût ſervi ſur la table. De même que le ſel, leur diſoit-il, empêche toutes choſes de ſe corrompre, la juſtice met le prix à toutes les actions de la vie. Elle ſeule peut les ſauver de la corruption.

[25] Jamais perſonne n'a étendu auſſi loin les devoirs de l'amitié. Ce ſentiment lui venoit de ce principe éclairé ſur lequel eſt fondée la Loi Naturelle, que les hommes doivent ſe regarder eux-mêmes dans les autres. Il faiſoit vi-

vre ses Disciples en commun, après les avoir engagé à renoncer à la propriété de leurs biens pour en faire une égale distribution entr'eux. Au reste, il n'étoit pas moins éclairé sur le choix de ses amis que réservé sur les complaisances que l'amitié exige.

[26] Pythagore ne crût point devoir borner ses soins à l'instruction des particuliers. L'autorité quoique dégénérée dans ces tems-là en tyrannie, ne lui parut point une barriere assez forte pour l'empêcher de dire la vérité aux Grands. S'étant un jour rendu à la Cour d'un Prince Sicilien dont l'Histoire ne nous a point conservé le nom, ce Philosophe lui fit tellement sentir la beauté & les avantages de la vertu; il lui peignit avec tant de force les douceurs de la vie privée, que le Tyran se demit volontairement de son autorité; & ne se réservant de ses biens que ce qui lui étoit nécessaire pour vivre, il abandonna le reste à ses Parens & à ses Concitoyens.

[27] Il n'est pas dit pour cela qu'il se fut attaché à plaire au beau sexe par pur esprit de galanterie, comme on l'a dit de quelques autres Philosophes. M. Cocchi paroît lui-même bien éloigné d'avoir sur Pythagore un tel soupçon qui ne s'accorderoit point avec ce qu'il dit ailleurs, que Pythagore regardoit le mariage comme un rempart assuré contre l'incontinence.

Il eſt vrai qu'il admettoit également les femmes dans ſa Société ; mais il en faiſoit un corps ſéparé des hommes, & il leur prêchoit continuellement la chaſteté & la ſoumiſſion envers leurs maris. (*a*) On aſſure bien plus qu'il vint à bout, par la force de ſes repréſentations, de ramener ce ſexe à la modeſtie & à la ſimplicité, en leur faiſant ſacrifier volontairement leurs dorures & leurs ornemens les plus précieux, qu'il regardoit comdes inſtrumens du luxe & de la corruption. (*b*)

[28] Cette Epoque eſt poſtérieure d'environ quatre cens ans au tems de Pythagore. Ce n'eſt qu'à la premiere guerre Punique que les Romains ſe rendirent Maîtres de toute l'Italie. Les

---

(*a*) Juſtin.

(*b*) Ce Conſeil qui convenoit au tems de Pythagore ne ſeroit point recevable parmi nous. Le luxe devient néceſſaire dans un état riche & peuplé : il fait ſubſiſter une infinité de profeſſions différentes, qui en font vivre à leur tour une infinité d'autres, ſucceſſivement juſqu'à celle de Laboureur. Cette vérité eſt trop reconnue pour qu'on doive s'y arrêter

Il ſeroit ſeulement à ſouhaiter qu'il s'élevât parmi nous quelque Philoſophe aſſez accrédité pour nous engager à nous défaire de ce goût ruineux que nous avons pour les richeſſes idéales, telles que les diamans, pierres précieuſes & autres : richeſſes d'autant plus pernicieuſes que nous ne les acquerons qu'aux dépens de nos eſpeces monnoyées, & que l'argent qu'elles repréſentent dans le Royaume, dont le calcul, s'il étoit poſſible, ſeroit capable d'effrayer, doit être regardé comme entierement perdu pour le Commerce.

Sciences & les Arts n'avoient point encore jetté la moindre lueur dans Rome.

On peut juger de l'ignorance dans laquelle les Romains étoient alors plongés, par l'empressement qu'ils eurent de congédier Callistrate & les autres Philosophes Grecs, que la Ville d'Athènes leur avoit envoyés en Ambassade, croyant leur faire plus d'honneur par un tel choix.

C'étoit, disoit le Sénat, dans la crainte que le goût des Sciences ne s'introduisît avec eux dans Rome, n'étouffât dans le cœur des Romains le germe des vertus guerrieres dont ils avoient jusqu'alors fait profession, & sur lesquels ils fondoient l'aggrandissement de leur Empire.

L'Histoire nous a conservé un trait qui ne caractérise pas moins l'ignorance grossiere des Romains. Lorsque le Consul Mammius eût fait la conquête de Corinthe, il se trouva parmi les riches dépouilles de cette Ville, plusieurs Tableaux des Maîtres les plus célébres de la Grece. Le Consul crut avoir beaucoup fait en les avertissant, que s'il arrivoit que les Tableaux se perdissent en chemin, ils seroient obligés d'en fournir d'autres à la place.

Tout est perdu, disoit Caton le Censeur à son fils, *si jamais les Grecs nous communiquent leur goût pour les Lettres, sur-tout s'ils nous envoyent leurs Médecins : ils ont conspiré de faire périr par leur Art tous les Barbares.* (a)

[29] Quelques Auteurs prétendent que Pythagore mourut paisiblement à Metapont, Ville de la grande Grece, à l'âge de quatre-vingt-dix ans. Selon d'autres, le peuple de Crotone animé par un jeune Crotoniate, qu'il n'avoit point voulu admettre dans son Ecole, vint mettre le feu à la Maison de ce Philosophe un jour qu'il y étoit renfermé avec ses Disciples. Pythagore échappé heureusement à ce danger, après avoir erré de Ville en Ville, vint se réfugier à Metapont. Mais la haine contre les Pythagoriciens s'étant répandue sur ces entrefaites dans toute la Grece, la persécution contre Pythagore se ralluma avec tant de fureur dans ce nouvel asyle, qu'il se vit réduit à se sauver dans un Temple consacré aux Muses, où il se laissa mourir de faim.

Mais de quelque façon dont Pythagore ait fini ses jours, il est constant que les Peuples de la Grece eurent une si grande vénération pour sa mémoire, qu'ils convertirent sa maison en un Temple & qu'ils l'honorerent comme un Dieu.

[30] Les Romains se trouvant engagés contre les Samnites, dans une guerre dont le suc-

(a) Reflex. sur la Peinture & la Poësie de M. l'Abbé du Bos.

ces

cès leur paroiſſoit douteux, conſulterent l'Oracle de Delphes ſur ce qu'ils devoient faire dans cette importante conjoncture. L'Oracle leur ordonna d'ériger deux Statues au plus vaillant & au plus ſage des Grecs; en vertu de cette réponſe de l'Oracle, le Sénat de Rome fit élever ſur la Place des Comices deux Statues en l'honneur d'Alcibiade & de Pythagore.

[31] Pline ne ſe ſeroit point récrié contre ce procédé des Romains, s'il ſe fût mis au point de vûe d'où le Sénat de Rome avoit jugé Pythagore & Socrate. Socrate, comme l'a remarqué un Ecrivain judicieux de nos jours, (a) avoit moins brillé par ſes inſtructions que par ſes vertus. Ce n'eſt pas qu'il n'ait joui dès ſon vivant même de la plus grande célébrité; mais comme il étoit ennemi de l'oſtentation, ſa gloire aura dû être bientôt obſcurcie par les Sectes qui ſe ſont élevées de la ſienne, & ſa réputation aura paſſé plus difficilement juſqu'aux Romains. Pythagore au contraire avoit l'avantage que ſa Doctrine cachée, myſtérieuſe, & fondée ſur le Culte des Dieux & les principaux devoirs de la Religion, devoit faire plus d'impreſſion ſur l'eſprit des Romains naturellement portés à la ſuperſtition. Si on ajoûte à cela les merveilles

(a) Bruker, Hiſt. critic. Phil.

que l'on débitoit à Rome de tous les endroits de l'Italie sur le compte de ce Philosophe, on jugera sans peine qu'il a dû passer chez les Romains pour le plus sage des Grecs.

Pythagore devoit naturellement être plus connu à Rome que Socrate puisqu'il avoit enseigné en Italie, & que son Ecole y subsistoit encore. D'ailleurs, les Romains n'étant pas encore versés dans l'Histoire des autres Nations, pouvoient très-bien ignorer que Socrate avoit déja été déclaré par l'Oracle de Delphes le plus sage de tous les Grecs.

Il est à présumer que ce sont là les raisons qui ont déterminé les Romains en faveur de Pythagore, & non comme le remarque l'Auteur, la supériorité que ce Philosophe avoit sur Socrate par ses lumieres dans la Physique. D'autant qu'il n'est pas naturel que les Romains, qui n'avoient pas encore dans ces tems-là la moindre idée des Sciences, ayent donné la préférence à un Philosophe sur un autre seulement parce qu'il étoit plus sçavant.

[32] Denis d'Halicarnasse, Tite-Live & Plutarque, rapportent cette ancienne Tradition. Les deux premiers la rejettent entierement, & Plutarque embarrassé par les raisons qui favorisent cette opinion, a mieux aimé supposer qu'il y a eu un autre Pythagore du tems du Roi Numa, que de la condamner entierement. M. Newton au con-

traire a entrepris de prouver que la contemporeanité de Numa & de Pythagore étoit fondée sur la vraie Chronologie.

Il falloit pour cela commencer par fixer, autant qu'il est possible, l'Epoque de la fondation de Rome, & supputer le tems qui s'est écoulé depuis cette Epoque jusqu'au regne de Numa.

Tous les Historiens Grecs & Latins qui ont écrit après la mort d'Alexandre le Grand, comptent quatorze âges depuis la prise de Troye jusqu'à la Fondation de Rome. Ils entendoient par âge la durée de chaque regne des Rois des Latins à Albe, & ils faisoient monter ces quatorze âges à quatre cent quatre-vingt-quatre ans. Ce calcul a paru à M. Newton répugner à l'expérience & au cours de la nature. Il réduit chaque regne à 20 ans l'un pour l'autre, & les deux cent quatre-vingt années qui en résultent, à compter depuis la prise de Troye, tombent sur la trente-huitieme Olympiade. Ainsi la fondation de Rome se trouvant fixée à la trente-huitiéme Olympiade, si on donne vingt ans de regne à Romulus, Numa aura commencé à regner dans la quarante-troisieme Olympiade, & Pythagore, comme nous l'apprend Denis d'Halicarnasse lui-même, étant venu dans l'Italie dans la cinquantiéme Olympiade, il n'y aura plus qu'un intervalle de vingt-huit ans de l'avénement de Numa au Thrône, jusqu'à l'arrivée de Pythagore en Italie, & par conſéquent ils auront pû être contemporains, ſans qu'on doive crier à l'anacroniſme.

[33] Ces monumens de l'Hiſtoire Romaine, étoient de ſimples Regiſtres appellés grandes Annales, ſur leſquels le Grand Pontife marquoit les principaux événemens de chaque année, le tems & le lieu où ils étoient arrivés, (a) le nom & les qualités des perſonnes qui y avoient eu le plus de part. Ces Annales, ainſi que la plûpart des autres Monumens particuliers & publics qui étoient à Rome, furent brûlés par les Gaulois cent vingt ans après l'établiſſement des Conſuls.

Les Romains, au défaut de leurs Annales, eurent recours à une Chronologie artificielle; c'eſt ce qui fait qu'il y a une ſi grande incertitude dans l'Hiſtoire des premiers tems de Rome, juſqu'à Quintus Fabius Pictor, le premier qui ait écrit l'Hiſtoire Romaine.

[34] On diſtinguoit anciennement les Sectateurs de Pythagore en *Pythagoriciens*, *Pythagoréens* & *Pythagoriſtes*. Les Pythagoriciens ſont les premiers Diſciples de ce Philoſophe qui avoient entendu ſes leçons, & ceux qui étant venus après lui ont enſeigné ſa véritable

(a) Cicer. de Orat. n. 52.

Doctrine. De ce nombre ſont, Archytas, Lyſis, Empedocles, Limée, Epicharmus, Ocellus, &c. Cette premiere Ecole a ſubſiſté avec éclat juſques vers la fin du regne d'Alexandre le Grand. C'eſt de ces Pythagoriciens que Socrate diſoit : *Nous admirons plus aujourd'hui un Phythagoricien lorſqu'il ſe tait, que les autres même les plus éloquens lorſqu'ils parlent.*

Les Pythagorcéens qui ſont venus après ont beaucoup dégénéré du ſçavoir & des vertus des premiers. C'eſt de leur tems que la Doctrine de Pythagore a commencé à ſe corrompre par le mêlange d'une infinité de dogmes nouveaux que les Etrangers qui avoient la liberté de l'enſeigner, y introduiſirent.

Pour les derniers, il ne paroît pas que l'on puiſſe rien ajoûter au Portrait qu'a fait M. Cocchi de cette Secte ridicule.

[35] Les Philoſophes anciens les plus eſtimés regardoient la Géométrie comme la premiere de toutes les Sciences. Platon n'admettoit que ceux qui s'y étoient particulierement appliqués : on liſoit ſur la porte de ſon Académie : *ici perſonne n'entre qu'il ne ſoit Géometre.*

En effet, la Géométrie n'eſt pas ſeulement propre à donner de l'ouverture & de la force à l'eſprit pour l'étude des autres Sciences ; elle influe eſſentiellement, ſi j'oſe le dire, ſur tous les états de la vie. Puiſqu'il eſt ſi néceſſaire de penſer & de raiſonner juſte, qui peut mieux établir dans le raiſonnement la certitude & l'évidence, qu'une Science qui n'admet aucune propoſition qui ne ſoit démontrée? Il ſeroit avantageux pour notre Nation en particulier, que l'eſprit géométrique s'y répandît plus qu'il n'a encore fait juſqu'ici, & que cette Science devînt la baſe de toutes les Etudes dans nos Colléges : en habituant de bonne heure les jeunes gens à ſaiſir le vrai dans tous les objets qui ſe préſentent à leur imagination, on le leur rendroit familier pendant tout le cours de leur vie, & on leur apprendroit à rejetter tout ce qui n'eſt pas marqué de ce caractere : cet eſprit de frivolité qu'on nous reproche, & qui vient de ne ſçavoir pas connoître la réalité des choſes, feroit place à un jugement ſûr & ſolide. Nous refléchirions avant que de raiſonner. On verroit plus d'ordre dans nos penſées, plus de netteté dans nos diſcours, & plus de vérité dans cette foule d'ouvrages de toutes les ſortes qu'enfante tous les jours parmi nous la fureur de dogmatiſer. Nous écririons moins, en un mot, ou nous écririons mieux.

Corneille, me dira-t-on, Racine, Boileau, Boſſuet, la Bruyere & tant d'autres Ecrivains dont les Ouvrages ſerviront toujours de modeles dans tous les genres d'écrire, n'étoient point Géometres. Je répondrai à cela que ces Grands Hommes avoient reçu de la nature une juſteſſe de raiſonnement qui leur tenoit lieu d'eſprit géométrique, & que ne doivent point ſe flatter d'avoir tous ceux qui se mêlent d'écrire.

[36] Americ, ou Alberic Vespucci, Florentin, né en 1541, avoit cultivé avec succès toutes les Sciences, & particulierement l'Astronomie & la Navigation. L'exemple de Christophe Colomb qu'il avoit vû comblé d'honneurs à son retour des Indes Occidentales, lui inspira le désir d'aller également tenter la fortune dans cette nouvelle partie du Monde. Il y découvrit divers Pays, tantôt au service de l'Espagne & tantôt du Portugal; & après avoir consacré les dernieres années de sa vie à l'étude de l'Astronomie, il mourut en 1616.

Vespucci a eu la gloire de donner son nom à l'Amérique, quoiqu'il n'eut fait que continuer les découvertes de Colomb. C'est, à ce qu'on prétend, par les conseils & les intrigues des ennemis de l'Amiral Génois qui croyoient empêcher par ce moyen là que le nom de ce grand homme ne passât à la postérité.

L'Auteur de la vie de Vespucci a sçu mauvais gré à M. Pluche d'avoir accusé ce Navigateur de supercherie & d'injustice envers Colomb. Il pouvoit faire le même reproche à Puffendorf & a bien d'autres. Il est bien difficile de justifier Vespucci sur ce point là, quelque raison que l'on aye d'ailleurs de l'admirer.

S'il se fût piqué de justice & de modération, auroit-il pû se résoudre à devenir l'instrument de la vengeance des ennemis de Colomb?

N'auroit-il pas rejetté un honneur qu'il sçavoit bien ne lui être point acquis ? Il est constant qu'il s'est attribué la gloire de cette découverte : ses Relations en sont un témoignage. On lit encore sur la porte de la Maison qu'il habitoit à Florence, & où ses armes sont sculptés, cette inscription Latine.

Americo Vespucio Patricio Florentino
Ob repertam Americam,
Sui & patriæ nominis illustratori
Amplificatori orbis terrarum, &c.

Les Mathématiques, la Physique & l'Astronomie doivent beaucoup aux tentatives de Galilée. C'est lui qui le premier a ramené la Physique à l'expérience ; il a répandu de grandes lumieres dans l'Astronomie, où il est parvenu à démontrer ce qu'on n'avoit fait qu'entrevoir avant lui. Ses Ecrits se ressentent de cette simplicité & de cette modestie qui sont le vrai caractere des Grands Hommes. On le voit toujours attentif à rapporter aux Anciens la gloire des vérités qu'il tenoit d'eux, & dont il auroit pû s'attribuer la découverte, puisqu'il avoit sur eux l'avantage d'en avoir sçu convaincre tout le monde.

[58] Redi, né à Arezzo en Toscane, étoit premier Médecin des grands Ducs Ferdinand II. & Côme III. On a de lui, entr'autres Ou-

vrages de Phyſique, des Obſervations ſur les Animaux vivans qui ſe trouvent dans le corps des Animaux vivans ; des Conſidérations ſur diverſes productions de la nature, & particulierement ſur celles qui nous viennent des Indes ; une Diſſertation ſur les Viperes ; des Expérience ſur la génération des Inſectes, & quelques Piéces de Poeſie fort eſtimées.

Les Anciens ont eu diverſes opinions plus abſurdes les unes que les autres ſur la nature des Inſectes. Les uns ont prétendu que la plûpart des Inſectes ne reſpiroient pas, s'imaginant qu'ils n'avoient point de poulmons. Les autres ſoutenoient qu'ils n'avoient pas de ſang, parce qu'on ne voyoit dans pluſieurs aucune liqueur rouge ; d'autres croyoient que la nature ne les avoit point pourvus d'un cœur comme les autres animaux. Mais l'idée la plus commune étoit que les Inſectes s'engendrent de la ſeule corruption.

Redi & quelques Modernes ont fait voir que tous les Inſectes tirent leur origine d'un œuf; (*a*) que la pourriture, ou plutôt la fermentation des choſes qui pourriſſent, ne contribue à la fécondité de ces œufs qu'autant qu'elles excitent & réveillent les parties imperceptibles de l'Animal cachées dans l'œuf déja fécond, &

(a) Baglivi.

leur donnent comme le premier ſouffle de vie.

Que ſi on voit naître tant d'Inſectes dans des endroits où il ne paroît aucune trace d'Inſectes de même eſpece, c'eſt que les œufs de cette ſorte d'Animaux étant fort legers & fort petits, ſont tranſportés par les vents & par les pluies dans l'air, dans l'eau & ſur la terre où ils reſtent dans l'inaction, juſqu'à ce que trouvant une chaleur & une matiere convenables (*a*), ils viennent à ſe réveiller & à développer inſenſiblement toutes leurs parties.

[39] L'uſage de recueillir les expériences de Médecine étoit connu en l'Egypte avant Pythagore. Les Pythagoriciens n'auront vraiſemblablement fait que l'introduire dans la grande Grece. Les Egyptiens avoient grand ſoin d'enrégiſtrer les Obſervations de leurs habiles Médecins. Ces Obſervations leur ſervoient de regles dans les Maladies de même eſpéce; en s'y conformant, ils ne ſe rendoient point reſponſables des événemens; & s'ils s'en écartoient & que les Malades mouruſſent entre leurs mains, ils étoient eux-mêmes punis de mort.

[40] Almeon de Crotone étoit Diſciple &

Gnerat. des Vers.

contemporain de Pythagore. Il ſe rendit également célébre dans la Phyſique & dans la Médecine. C'eſt de ce Philoſophe dont ſe moque Ariſtote, ſur ce qu'il prétendoit avoir découvert que les Chévres reſpiroient par les oreilles.

[41] La contraction des fibres en général eſt un mouvement par lequel les deux extrémités de ces fibres ſe trouvent plus voiſines l'une de l'autre qu'elles ne ſont dans l'état naturel. Leur relâchement ou leur remiſſion eſt un état dans lequel leurs extrémités ſont plus éloignées l'une de l'autre qu'elles ne ſont dans la ſanté.

La contraction produit les Maladies Convulſives en général, les engorgemens inflammatoires, le rallentiſſement de la circulation, & les diſtributions irrégulieres des fluides.

Le relâchement de ces mêmes fibres en général les Maladies qui dépendent de l'épaiſſiſſement des liqueurs, de leur décompoſition ou de leur arrêt dans quelque partie dans leſquelles leur mouvement eſt ſuſpendu ou conſidérablement augmenté.

[42] La Métempſicoſe a pris naiſſance en Egypte ; elle s'eſt répandue de-là dans les Indes & dans la Chine où elle ſubſiſte encore aujourd'hui. Ce dogme, à le conſidérer dans ſon origine, n'eſt rien moins que le fruit du déreglement de l'imagination, comme on ſe l'ima-

gine communément. On ne doit la regarder que comme un moyen dont les Légiſlateurs s'étoient ſervi pour contenir le peuple, & il n'y en avoit point de plus capable de faire impreſſion ſur l'eſprit de la multitude (j'entends pour des hommes qui n'étoient point éclairés des lumieres de la vraie Religion) que de leur préſenter le châtiment du crime ſous des images auſſi ſenſibles, & de proportionner en même tems ce châtiment à la nature des vices dont ces ames s'étoient ſouillées pendant leur vie.

Le Peuple abuſa de ce dogme comme il abuſe de tout : peut-être le premier objet de la Métempſicoſe fut la tranſmigration d'homme à homme dans les termes de pure humanité, en marquant ſeulement les différens dégrés de châtiment par la différence des conditions de la vie. Cette tranſmigration s'étendit dans la ſuite aux Animaux, & des Animaux elle deſcendit juſqu'aux Végétaux ; Arbres, Plantes de toutes les eſpéces repréſenterent des ames humaines. On pouſſa enfin la ſuperſtition juſqu'à rendre à ces Etres inſenſibles le même culte que l'on rendoit aux Dieux.

M. Cocchi eſt du ſentiment que le dogme de la Métempſicoſe a fait naître les premiers principes de celui de l'immortalité; il ſemble cependant que la doctrine de l'immortalité devroit être plus ancienne, puiſqu'elle peut ſe concevoir ſans le ſecours de la Métempſicoſe, au lieu que la Métempſicoſe ne ſçauroit ſubſiſter ſans une connoiſſance antérieure de l'immortalité dont elle eſt à proprement parler une image abſurde.

On a vû quelques Philoſophes de l'antiquité s'élever à la ſublime connoiſſance de l'immortalité par les lumieres ſeules de la raiſon. Socrate enſeigna expreſſément *que cette vie n'eſt qu'un état de probation où nous étions envoyés pour un tems, & qu'il y avoit après la mort des récompenſes & des châtimens proportionnés à nos vertus & à nos vices.* (*a*)

J'alléguerai une autre raiſon en faveur de ce ſentiment. C'eſt l'uſage de déifier les hommes, cet uſage qui ſuppoſe une connoiſſance de l'immortalité a dû ſubſiſter avant la Métempſicoſe : en effet le peuple, quel qu'il ſoit, chez qui ce dogme a pris naiſſance, aura commencé par reconnoître une divinité avant de régler les punitions des ames. Et ces Divinités n'étoient que des hommes, que leurs vertus & leurs grandes actions avoient élevés à ce glorieux rang.

[43] Les Phéniciens, les Aſſyriens avoient leurs jeûnes ſacrés : on ſçait que les Hébreux partageoient les Animaux en mondes & en immondes, & qu'il étoit défendu chez eux de manger des derniers ; & Horace nous apprend

(a) Vie de Socrate.

qu'Orphée, dans la vûe d'adoucir l'humeur féroce des premiers Grecs, leur interdit l'usage de la viande.

[44] Du tems de Pythagore, les Egyptiens passoient pour les plus éclairés de tous les peuples. Les autres Nations venoient rendre hommage à leur sagesse. Les Grecs sur-tout ont puisé chez eux ces principes de Physique qui leur ont fait tant d'honneur dans la suite. Ils avoient l'esprit inventif & porté aux grandes choses. Les merveilles qu'ils ont exécutées, dont il ne nous est permis de juger que par les descriptions que l'Histoire nous en a conservées, font voir ce que peut l'industrie chez un peuple riche & nombreux, sous les yeux de Souverains animés par de grandes vûes.

[45] Les Egyptiens avoient poussé la manie de s'abstenir des Féves jusqu'à la superstition la plus outrée. Il n'étoit poit permis d'en semer chez eux, ni même d'y toucher. Leurs Prêtres, dit Sextus Empiricus, eussent mangé la chair de leurs Peres plutôt que de se résoudre à manger de ces légumes.

[46] On est bien embarrassé de donner une interprétation satisfaisante à ce précepte de Pythagore. Quelques Auteurs ont prétendu que par les féves ce Philosophe avoit voulu désigner les Magistratures & les Emplois Civils,

parce qu'on se servoit dans ces tems-là de féves noires & blanches pour les élections & pour les jugemens. Ciceron l'attribue à l'idée superstitieuse où l'on étoit anciennement que les féves empêchent les songes divinatoires. Cette raison s'accorde assez avec la défense qui fut faite de ce légume aux Prêtres de Jupiter, &c. D'autres enfin ont attaché à ce Symbole une idée peu convenable à la dignité de la Philosophie. Ce qu'on peut dire là-dessus de plus vraisemblable, c'est que les féves par la propriété qu'elles ont de gonfler & d'engendrer des crudités dans l'estomac ne conviennent point aux personnes qui se sont vouées à l'étude.

[47] Les Pythagoriciens ont gardé le secret sur ce point là avec tant d'obstination, qu'un certain Millias de Crotone aima mieux se laisser mener au supplice, que de le révéler à Denis de Syracuse. Et la Femme de ce Pythagoricien, mandée par le Tyran pour le même sujet, se coupa la langue avant de sortir de chez elle, dans la crainte que la rigueur des tourmens ne la forçât à découvrir ce mystere.

[48] Pythagore faisoit grand cas de la Musique; il la regardoit comme un puissant remede contre les maladies du corps & de l'esprit. Mais ce Philosophe, dit Plutarque, condamnoit & rejettoit tout jugement que l'on

fait de cet Art par l'ouie, & vouloit qu'on en jugeât par l'entendement, & par l'harmonie analogique proportionnelle.

Pour sentir combien cette opinion est peu fondée, il ne faut que considérer quel est le but de la Musique. Rendre avec vérité les différentes situations de son sujet, ou ce qui revient au même, exprimer les sentimens & les passions; voilà ce semble, l'objet que se propose le Musicien, ainsi que le Peintre & le Poëte. Il ne s'agit donc que de décider lequel du ministere de l'ouie ou de l'entendement est plus nécessaire pour remplir exactement cet objet. Un exemple me servira à développer ce point.

Qu'un Maître habile représente une Tempête; le sifflement des vents, le mugissement des vagues fidellement imités, exciteront en moi les mouvemens que j'éprouverois sur un Vaisseau prêt à faire naufrage. S'il s'agit d'exprimer la douleur, qu'Andromaque, par exemple, éplorée devant le tombeau d'Hector, évoque les mânes de son époux, les regrets de cette Princesse infortunée rendus par des sons lugubres & pathétiques me rempliront de tristesse & de terreur. A ces deux situations succéde celle de deux Amans qui se revoyent après une longue absence; ils expriment si tendrement le plaisir qu'ils ont de se réunir, que mon cœur transporté partage leur joie & leur bonheur. Tout-à-coup survient un Rival furieux;

tieux ; aux ſons foudroyans qui ſorte dent ſa bouche je ſens tout mon corps friſſonner. Je réſiſte à peine à la violence dont mon ame eſt agitée.

Il n'eſt perſonne qui ne voye que ces différentes paſſions, la frayeur, la triſteſſe, le plaiſir & la fureur ſe ſont introduits dans mon ame par la ſeule entremiſe de l'oüie, & que j'en ai éprouvé les effets même avant que de me reconnoître ; j'inférerai de là que la Muſique agiſſant immédiatement ſur nos ſens, & ſon objet étant parfaitement rempli par cette premiere impreſſion, le Compoſiteur ne doit conſulter le témoignage de l'entendement, qu'autant qu'il lui eſt neceſſaire pour ne point s'écarter des regles de ſon Art ; encore en voit-on qui ne laiſſent point de plaire en ne s'y aſſujettiſſant pas ſcrupuleuſement.

(49) Lucien dans ſon Dialogue de la Secte des Philoſophes à l'Encan, & dans celui du Songe ou du Coq, affecte de tourner Pythagore en ridicule. Lactance le traite de Radoteur & d'Impudent, d'oſer d'un air grave & ſérieux débiter les plus grandes abſurdités. Et le Chancelier Bacon, en parlant de ce Philoſophe, dit : il y a deux ſortes d'abus dans la Philoſophie qui en ont juſqu'ici retardé les progrès, & que l'on doit regarder comme les entraves de l'eſprit humain. Le premier ce ſont les Diſputes & les Sophiſmes ; l'autre c'eſt la manie de revê-

tir ses Dogmes d'expressions figurées, fantastiques & Poetiques De ce genre est la Philosophie de Pythagore, infectée par-dessus cela d'une superstition crasse & dangereuse (a).

(50) L'Anatomie moderne l'emporte, de beaucoup sur celle des Anciens. Les belles découvertes dont nous sommes redevables aux célébres Médecins & Chirurgiens de nos jours, nous ont mis à portée de connoître plus parfaitement la structure & la situation des parties les plus considérables du corps humain, d'y suivre plus exactement la nature dans ses différentes fonctions, & de remonter ainsi jusqu'à la source d'une infinité de maladies dont on ignoroit auparavant les causes.

(51) Ce n'est que depuis environ un siécle & demi que la Méchanique s'est introduite dans la Médecine. Elle est d'autant plus essentielle à cet art, que de tous les ouvrages de la nature il n'en est point qui puisse mieux lui être appliqué que le corps humain.

Le corps de l'homme n'est en effet qu'une machine composée d'une infinité de ressorts qui se communiquent les uns aux autres leur action & leurs productions. Si nous fixons no-

(a) Cum superstitione magis crassa & onerosa conjunctum. *Bacon de augment. scient.*

tre attention sur les solides, nous trouverons que les uns, tels que les vaisseaux, par leur capacité, leur élasticité & les différens usages auxquels la nature les a destinés, les autres par leur dureté, leur connexion & leur figure, sont exactement soumis aux loix de la Méchanique. Si nous nous arrêtons sur les fluides, nous trouverons de même que leur pesanteur, la vîtesse de leur mouvement, la direction de leur cours, & généralement toutes leurs facultés sont également sujettes aux loix de l'Hidraustatique qui est une branche de la Méchanique.

(52) La Médecine a fait sur le corps humain l'application de plusieurs découvertes importantes de la Physique moderne. L'expérience de l'élasticité & de la pesanteur de l'air lui a servi à déterminer le pouvoir que l'air exerce sur le corps, ses bonnes & mauvaises influences sur nos humeurs, sans parler de plusieurs autres connoissances qui font voir que la Médecine, sans le secours de la Physique expérimentale, ne peut juger que d'une maniere vague & incertaine de bien des points essentiels de la Médecine.

(53) La Médecine doit à la Chymie physique plusieurs remedes importans; tels que le Mercure, l'Antimoine, le Souffre, le Nitre, l'Opium, &c. & plusieurs expériences utiles entr'autres, la maniere de découvrir la nature

du ſang dans tous les tempéramens & dans les différentes maladies, en déterminant exactement la quantité de parties ſolides & fluides que contient ce liquide [a].

(54) La raiſon ſur laquelle les Savants ſe ſont fondés pour ſoutenir que la viande n'eſt point un aliment naturel à l'homme, c'eſt que nous n'avons de commun avec les animaux carnaciers, que les quatre dents canines, au lieu que nos autres dents inciſives & molaires ſont parfaitement ſemblables à celles des animaux qui paiſſent.

[55] Wallis, Mathématicien, & Lyſon, Médecin Anglois du dernier ſiécle. On a de ce dernier dans les Tranſactions Philoſophiques & dans les Actes des Savans, pluſieurs diſſertations concernant l'Anatomie de l'homme, des bêtes & des inſectes.

[56] Il n'eſt pas poſſible de ſe repréſenter le nombre de ramifications qui ſont répandues dans tout le corps humain. Nous liſons dans l'Anatomie d'Heiſter, p. 517. que l'on peut s'appercevoir, à l'aide du microſcope, qu'il en-

---

(a) On parvient à faire cette eſtimation en peſant d'abord le ſang au ſortir de la veine, & après l'avoir fait ſécher dans un vaiſſeau d'étain, on peſe de nouveau la poudre qui reſte, au moyen on détermine exactement la quantité de parties fluides & ſolides du ſang. Dict. de Médecine.

tre 500 ramifications de vaiſſeaux ſanguins dans le côté du pouce cubique. Et qu'en multipliant ces vaiſſeaux, comme ſi le pouce cube n'étoit qu'une ſurface pleine, on trouvera qu'il y a 250 mille ramifications de vaiſſeaux ſanguins dans ce pouce cube.

[57] Le chyle n'eſt à, proprement parler, que l'extrait de nos alimens, ou un ſuc composé de parties aqueuſes & huileuſes qui renferment les ſubſtances, tant animales, que végétales. Or, ſi le chyle ſe convertit en ſang, il eſt évident que l'huile & l'eau ſont la matiere élementaire du liquide vital. D'où l'on doit juger combien l'union & une juſte proportion entre ces deux fluides ſont néceſſaires, & combien le ſang eſt ſujet à ſe vicier par l'âcreté & la rancidité de l'huile que contiennent les alimens animaux.

Si on injecte de l'eſprit de vin dans la veine jugulaire de quelqu'animal que ce ſoit, on lui trouvera le moment d'après le poumon rempli de grumeaux de ſang coagulé. On voit par-là combien l'uſage immodéré des liqueurs eſt pernicieux à proportion de leur ſpirituoſité. Elles ne ſçauroient convenir, qu'aux perſonnes qui ſont obligées à de violens exercices, parce que diſſipant beaucoup, les liqueurs empêchent l'excès de cette diſſipation en épaiſſiſſant les humeurs.

[58] Les ſyſtêmes de la concoction ou con-

crétion des Anciens, de la fermentation & de la trituration des modernes, n'ayant pas paru ſuffiſans pour expliquer le méchaniſme de la digeſtion, il a fallu admettre des diviſeurs ou diſſolvans aſſez puiſſans pour convertir les alimens en chyle. Ces diviſeurs ſont la ſalive qui ſe mêle dans la bouche avec les alimens, les humecte, & en ſépare les parties les plus groſſiéres ; le ſuc ſtomacal où cette liqueur très-ſubtile qui ſe filtre ſans ceſſe dans la cavité de l'eſtomac, & qui étant plus acide que la ſalive, diviſe les parties mucilagineuſes & les ſalines des alimens ; le ſuc pancréatique ; le ſuc inteſtinal ; la bile qui par les parties ſulphureuſes & volatiles dont elle eſt chargée, eſt un ſuc très-pénétrant & propre à la diſſolution : enfin le mouvement périſtaltique de l'eſtomac, qui mêle les parties que les fluides ont ramollies & diviſées, & ſans lequel les matieres ne ſe mêleroient & ne ſe diviſeroient qu'imparfaitement.

[59] Lorſque les forces qui concourent à la digeſtion, excédent le dégré d'action qui eſt néceſſaire pour l'aſſimilation des ſucs, les alimens, loin de ſe tourner en nourriture utile, en acquiérent une plus grande diſpoſition à la putréfaction. De-là la plûpart des maladies peſtilentielles & des fiévres malignes auxquelles les tempéramens forts & vigoureux ſont plus ſujets que les conſtitutions foibles & délicates.

Selon M. Baglivi, il résulte des effets non moins pernicieux de la trop grande force du cerveau. Lorsque ce viscere distribue le mouvement dans tout le corps, le mouvement transmis aux parties inférieures se refléchit continuellement. Si cette reflexion est troublée, toute la machine animale se ressent de ce trouble. Cette force produit une infinité de maladies.

[60] Arethée de Capadoce a été un des plus grands Médecins de l'Antiquité. Les uns le font contemporain de Marc-Aurele, les autres de Libere; d'autres le croyent plus ancien encore. Ses ouvrages sont fort estimés. On en a fait plusieurs éditions. La Préface qui est à la tête de la derniére est de M. Boerhave.

[61] Il est étonnant que dans une Ville comme Alexandrie, dont on vante tant la magnificence, on n'eût pas songé à construire des Fontaines publiques ou des Citernes pour fournir de l'eau au menu peuple. Il y avoit dans chaque maison des caves voûtées où l'eau du Nil s'introduisoit dans sa plus grande crue par le moyen d'un Canal qui communiquoit à tous les quartiers de la Ville. Mais les Propriétaires des maisons avoient seuls l'usage de ces caves, & le Peuple qui ne laissoit pas d'être fort nombreux, étoit obligé de boire l'eau courante du Fleuve, qui étant, comme on sçait, chargée

de limon ne pouvoit qu'être très-mal-ſaine.

(62) Les Anciens racontent des effets ſurprenans de la Vipére. Pline prétend qu'Ant. Muſa s'en étoit ſervi avec ſuccès contre toutes ſortes d'ulceres. Selon d'autres, un Médecin Grec vint à bout de guérir un Eſclave dont la chair tomboit par lambeaux, en lui faiſant manger de la Vipére apprêtée en guiſe de poiſſon.

Quoi qu'il en ſoit, la chair de Vipére eſt regardée encore aujourd'hui comme un puiſſant remede contre les maladies cutanées, nommées ſcrophuleuſes & lepreuſes, par la faculté qu'elle a d'accélerer la circulation du ſang, d'en faciliter le mélange, & de débarraſſer des humeurs obſtruées qui ſont ſujettes à s'aigrir. Ces propriétés de la Vipére lui viennent d'un ſel fort & pénétrant, dont eſt imprégnée la chair de Taupes & de Lézards qui lui ſervent de nourriture [*a*].

[63] Si on en croit les Auteurs qui ont écrit la vie d'Epicure, ce n'eſt point tant le Dogme de ce Philoſophe ſur le ſouverain bonheur qui l'a décrié dans l'eſprit du vulgaire, que les calomnies des Stoïciens jaloux de la grande reputation dont il jouiſſoit. Dans cette foule d'écrits & de libelles qu'ils publierent contre lui, il

(*a*) Dict. de Médec.

n'eſt ſorte de vices qu'ils ne lui ayent imputé. Epicure oppoſa à ſes Adverſaires des exemples conſtans de piété, de ſobriété, de chaſteté, de zèle pour le bien public & d'une parfaite ſoumiſſion aux loix. Rien ne donne une plus juſte idée du caractère d'Epicure, que les maximes admirables de Morale, qui ſont répandues dans les écrits de ce Philoſophe; la vogue extraordinaire qu'il eut dans la Grece & dans l'Italie, la quantité de Statues qui lui furent érigées de ſon vivant, & les honneurs que l'on rendoit encore à ſa mémoire plus de 400 ans après ſa mort.

[64] Ce Champion, appellé Lorimène, étoit de Samos. La petiteſſe de ſa taille ne lui laiſſant pas eſpérer de pouvoir exercer avec avantage la profeſſion d'Athlete, Pythagore qui étoit ſon ami, lui conſeilla de quitter ſon régime ordinaire qui conſiſtoit en figues ſéches & en fromage, & de ſe nourrir à l'avenir d'une certaine quantité de viande par jour. Son corps ſe fortifia par ce nouveau genre de vie, au point qu'il vint à bout dans la ſuite de terraſſer de plus forts que lui.

[65] L'Hiſtoire fait mention de deux autres Pythagore, l'un fils d'Evagore, Roi de Chypre, qui défendit, en l'abſence de ſon Pere, la Ville de Salamine aſſiégée par les Perſes; l'autre, Lacedemonien, qui commandoit la flotte de

Cyrus le jeune dans la révolte de ce Prince contre le Roi Artaxercès, son frere.

[66] Augustin ne borna point là sa reconnoissance. Il fit à Musa des largesses considérables. Il lui accorda le privilége de porter un anneau d'or, ce qui étoit à Rome la plus grande marque de distinction; & à sa considération, tous les Médecins de l'Empire furent pour toujours exempts de toutes impositions.

FIN.

www.ingramcontent.com/pod-product-compliance
Ingram Content Group UK Ltd.
Pitfield, Milton Keynes, MK11 3LW, UK
UKHW021156260726
13994UKWH00001B/500